# 느려도 멈추지 마

# 느려도 멈추지 마

걷고 달리고 헤엄치며 만난 기적들

초 판 1쇄 2026년 01월 19일

**지은이** 백정시
**펴낸이** 류종렬

**펴낸곳** 미다스북스
**본부장** 임종익
**편집장** 이다경, 김가영
**디자인** 임인영, 윤가희, 윤영빈
**책임진행** 이예나, 안채원, 김은진, 국소리, 송가희, 이지영

**등록** 2001년 3월 21일 제2001-000040호
**주소** 서울시 마포구 양화로 133 서교타워 711호, 808호
**전화** 02) 322-7802~3
**팩스** 02) 6007-1845
**블로그** http://blog.naver.com/midasbooks
**전자주소** midasbooks@hanmail.net
**페이스북** https://www.facebook.com/midasbooks425
**인스타그램** https://www.instagram.com/midasbooks

© 백정시, 미다스북스 2026, *Printed in Korea*.

ISBN 979-11-7355-662-3 03510

값 20,000원

**미다스북스**는 다음세대에게 필요한 지혜와 교양을 생각합니다.

# 느려도 멈추지 마

걷고 달리고 헤엄치며 만난 기적들

백정사 지음

미다스북스

## 1장

# 걷기를 빠르게 하면,
# 달리기

## 2장

# 물에 몸을 띄우면,
# 수영

## 3장

# 사이클과
# 철인3종

**4장**

# 운동하면서 다치지 않고
# 삶의 질을 올려라

## 5장

# 운동에서 사고를 확장하여
# 지혜를 만나다

## 에필로그

# 찾아보기

# 꾸준히 달리고 수영하면
# 기적이 생긴다

누구나 운동이 좋은 걸 안다. 하지만 꾸준히 하지를 못한다. 그래서 쉽게 포기하고 운동이 아닌 다른 방법으로 체중을 줄이거나 건강해지기를 바란다. 동기부여가 되면 운동을 시작하려는 마음이 생길 것이다. 동기부여 없이 시작하려면 귀찮고 한두 번 해 봐도 재미가 없을 수도 있다. 이 책이 운동을 본격적으로 시작하려고 하는 분, 운동을 시작했으나 꾸준히 해 보고 싶은 분이 읽어서 몸을 꾸준히 움직이는 연료가 되었으면 좋겠다. 나의 첫 번째 책『요요를 속이는 기적의 다이어트법』은 식단 다이어트와 운동 다이어트를 동시에 다루고 있다. 다이어트 전의 나처럼 무릎 관절염, 위궤양 등 건강이 안 좋은 분과 체중 감량을 먼저 완성하고 운동을 시작하려는 분이라면 먼저 『요요를 속이는 기적의 다이어트법』을 읽으시길 권해 드린다. 이번에 출간하는 두 번째 책『느려도 멈추지 마』는 에세이 형태로, 운동을 시작하는 분들이 운동의 즐거움을 느끼고 지구력의 중요성을 깨치는 데 도움이 되시리라 확신한다. 이 책은 독자분들을 운동 전문가로 만들고자 쓴 것이 아니다. 정확한 자세로 최소한의 시간만 들여 운동을 해도 잘한다는 말을 들을 수 있도록 돕고 싶다. 그리고 식단 조절의 스트레스 없도록 운동하고, 부상 없이 100세까지 즐겁게 운동하도록 돕는 게 이 책의 목적이다.

가장 기본이 되는 운동이 '걷기'이다. 달리기를 무턱대고 시작한다고 하면 먼저 자신의 걷기 자세부터 점검해 봐야 한다. 팔자로 걷는 사람이 달리기하면 어떻게 될까? 팔자로 달리게 되고, 게다가 과체중이라면 전방십자인대가 끊어질 개연성이 커진다. 다행히 과체중이 아닌 사람이 팔자로 1년간 뛴다고 해 보자. 달리기 자세가 좋지 않아 보기에 어색하다. 그리고 달리기 효율이 떨어져 속도 손실로 이어진다. 그렇게 정체되어 있으면 스스로 달리기를 포기하기도 한다. 수영도 비슷하다. 수영이 달리기와 유사한 게 아주 많다. 그러다 보니 걷기 자세가 좋은 사람은 달리기 실력도 빨리 늘고, 수영도 빨리 배운다. 흥미롭게도 걷기 자세가 사이클과도 밀접한 관계가 있다. 누구나 걸을 수 있다. 그러나 제대로 걸을 수 있어야 다른 운동을 쉽게 배울 수가 있다. 이 책에서 독자분들이 바른 자세로 운동을 할 수 있도록 안내하고, 책을 읽는 동안 부지불식간에 좋은 자세가 스며들기를 기대한다.

　운동을 하면서 권태기가 와서 하기 싫다고 하는 사람들이 있다. 이는 그 운동의 참 재미를 느끼지 못해서이다. 나도 수영할 때 수태기<sub>수영+권태기</sub>가 온 적이 있다. 그 당시에는 속도만 빠르면 된다고 생각했다. 수영 속도를 올리는 데만 열을 올리다 보니, 어깨를 살짝 다치기도 했다. 다친 이유를 고찰하고, 다치지 않는 방법도 통찰하여 '수영하면서 어깨 다치지 않으려면'이라는 내용도 이 책에 실었다. 운동은 즐겁게 할 수 있어야 하고, 멈추지 않고 오래 할 수도 있어야 진정으로 즐길 수가 있게 된다. 이 책에 'fun런', 'fun수영', '명상런', '명상수영' 하는 방법도 경험으로 녹여 냈다.

이 책은 직접 경험한 내용을 토대로 쓰여졌다. 재미나게 읽어 내려가면서 운동 지식도 접하고, 부상 없이 오래도록 운동하며 건강과 기적을 누리기를 기대한다.

**2025년 12월**
**백정시**

## 1장

# 걷기를 빠르게 하면, 달리기

# 언제 운동을 시작할 건가?

운동을 싫어하는 사람은 항상 핑계가 따라다닌다.

20대는 '난 젊은데, 운동 안 해도 항상 건강해.'
나이가 더 들어서 해도 된다고 스스로 위안을 한다. 현재 붙어 있는 근육이 눈 감기 전까지 계속 있을 거라고 믿고 싶은 게다.

30대는 '일하느라 바빠서 운동할 시간이 없어.'
일하면서 먹고살기에 바쁜데 무슨 운동이냐고 미룬다. 심지어 운동은 시간상으로 그리고 경제적으로 여유가 있는 사람들이 하는 거라고 불평을 늘어놓기까지 한다. 걷는 것도 운동이고, 계단 오르내리는 것도 운동인데 말이다. 30대부터 근육은 몸을 움직이지 않고 가만히 있으면 빠지기 시작한다. 30대부터 10년간 근육이 5%씩 빠진다는 연구 결과도 있다.

40~50대는 '운동을 마음먹고 하려고 한 번 했더니 몸이 너무 아파.'
한 번 친구와 등산하고서는 몸이 아프다고 한다. 한 번 더 등산했다가는 무릎이 작살날 거라고 미리 걱정한다. 근육이 관절을 보호해야 하는데 붙어 있는 근육이 사라졌으니 정강이뼈가 넙다리뼈에 붙어 있는 연골에 계속 충격을 가하는 것이다.

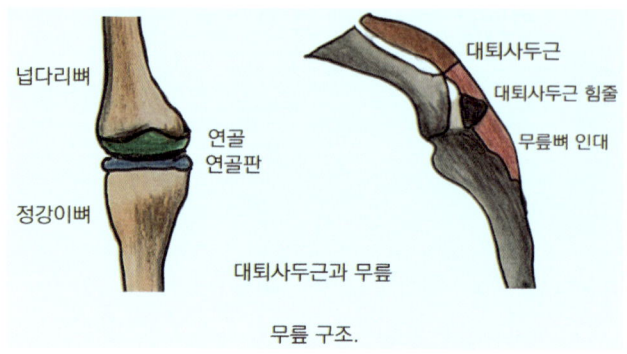

넙다리뼈 | 대퇴사두근
연골 연골판 | 대퇴사두근 힘줄
정강이뼈 | 무릎뼈 인대
대퇴사두근과 무릎

무릎 구조.

『요요를 속이는 기적의 다이어트법』, 111쪽

과체중이라면 상황이 더욱 심각해진다. 과체중에 산을 갔다가 하산할 때 무릎이 아프기는 부지기수이다. 내가 삼사십 대에 그랬듯이 말이다.

60대는 '내가 이 나이에 운동하면 근육이 생기겠어?'
건강한 사람을 부러워하기만 하고, 본인은 미리 포기해 버린다. 통통한 사람이 더 오래 산다고 철저히 자신을 합리화하는 사람도 있다. 60대에 건강 악화로 운동을 시작해서 근육을 늘이고 건강도 회복하고 잘 사는 분들도 많다.

운동을 시작하는 순간부터 몸이 가벼워지는 것을 느끼게 된다면 좋겠지만, 현실은 그렇지 않다. 운동은 시작하기가 어렵고, 시작해서 2개월을 꾸준히 하기가 더 어렵다.
달리기나 자전거는 일주일에 한 번, 수영한다면 일주일에 두 번으로 횟수는 최소한으로 시작하자. 그리고 혼자보다는 여러 사람과 함께 하면 더 재미가 있고, 유대감도 생기고, 중도 포기하지 않고 끝까지 할 수 있다.

달리기, 자전거, 수영하기가 쉽지 않다면 걷기, 계단 오르내리기, 팔굽혀 펴기부터 시작해 보자.

하다 보면 '걷기'가 '빠르게 걷기'로, '계단 오르내리기'가 '계단 뛰면서 오르내리기'로 바뀌게 된다. 유산소 운동이 근력 운동까지 하게 만들어준다.

| 종목 | 허벅지 | 엉덩이 | 종아리 | 상체 | 다이어트 효과 |
|------|--------|--------|--------|------|----------------|
| 달리기 | ○ | ● | ○ | | ● |
| 사이클 | ● | ● | ● | | ● |
| 빠르게 걷기 | ○ | ● | ○ | | ○ |
| 수영 | ● | ● | ● | ● | ○ |

● : 효과 큼, ○ : 효과 적음

빠르게 걷기를 하면 발목 가동성이 좋아져 발목 부상 위험이 낮아지고, 수영 발차기와 사이클 페달링에 큰 도움이 된다. 또한 빠르게 걷는 발<sup>족저근</sup>, 정강이<sup>전경골근</sup>, 종아리<sup>비복근과 가자미근</sup>, 허벅지<sup>대퇴사두근</sup>, 엉덩이<sup>대둔근</sup>, 배복근, 등<sup>등근육</sup>이 고루 발달한다. 팔굽혀펴기는 상체 근력을 키워줄 뿐만 아니라 코어 근육도 균형 있게 발달시켜 준다. 계단 내려가기는 골밀도를 높여서 골다공증도 예방한다. 계단 오르기는 종아리근육 단련하기에 이상적이다. 따라서 계단 오르내리기는 '버릴 것 없는 명태'와도 같다.

운동을 싫어하는 사람도 핑계 대는 걸 잊어 버리고 몸을 움직여 보자. 몸이 변화하는 것을 느끼면 자신이 무척 자랑스러워질 것이다.

# 파워 워킹 10km 할 때의 기분은?

파워 워킹은 빠르게 걷기보다 더 빠른 속도로 걷는 것을 말한다. 『요요를 속이는 기적의 다이어트법』을 보면 매우 빠르게 걷기를 7분/km이라고 했으니, 6분대/km로 걷는 것을 파워 워킹으로 정의코자 한다.

파워 워킹은 유산소 운동이면서 근력 운동 효과가 큰 운동이다. 나는 18kg 감량을 빠르게 걷기로 했다고 해도 과언이 아닐 만큼 많이 걸었고 걷기에 자신 있다. 많이 걷다 보니 얼마나 빠르게 걸을 수 있을까라는 궁금증이 생겼다.

2021년 9월 15일, 10km 빠르게 걷기 도전을 했다. 6분 59초 km 페이스로 10km를 1시간 9분에 걸었다. 점점 속도가 빨라졌고 마지막 2km는 거의 경보 수준으로 걸었는데, 살짝 공중에 뜬 채로 걷는 기분이었다. 몸무게가 많이 나가지 않아 평상시에 걷고 달리는 데 무리가 없었다. 하지만 파워 워킹은 달리기보다 더 발바닥에 부하가 걸렸는지 양쪽 엄지발가락과 새끼발가락에 물집이 잡혔다.

그 이후 계속 걸었고, 파워 워킹의 기록인 1시간 9분을 깨고 싶었다. 습관의 자동화 법칙에 몸을 맡겼다.

2021년 11월 4일, 10km 파워 워킹 기록 경신에 도전했다. 6분 32초 km 페이스로 10km를 1시간 5분에 걸었다. 1시간 5분은 65분이다. 10km를 65분에 걸을 수 있다는 것이 매우 뿌듯했다. 게다가 발가락 물집도 잡히지도 않고, 65분 내내 재미있게 걸었다. 5km가 넘어갈수록 페이스가 점점 빨라졌다. 지구력을 요구하는 운동은 후반에 더욱 힘이 넘치면 더 재미가 있다는 것이 파워 워킹에도 적용이 되었다.

AI에게 파워 워킹이 얼마나 빠르게 걷는지를 물어보았다.

"시간당 6~8km 걷는 것이 파워 워킹이다." 1km를 10분~7분 30초 페이스로 걷는 셈이다. AI는 파워 워킹의 속도를 관대하게 정의를 했다. 본인이 최선을 다해 걸을 수 있는 워킹이 파워 워킹이 되는 것이다. 공중 부양해서 걷는 파워 워킹의 느낌을 체험해 보시라고 권하고 싶다.

걷기 자세도 추가했다.

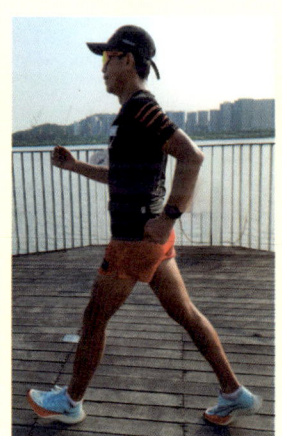

머리 경추 전만앞으로 굽음을 유지하며 몸과 수직이 되도록 한다.

팔 90도 정도 구부리고, 뒤로 힘차게 친다.

가슴·허리 견갑골을 뒤로 모아 가슴을 열고 요추 전만을 유지하며, 허리를 곧게 편다.

발 어깨너비보다 좁은 11자로 걷는다.

시선 전방 15m를 주시한다.

손 가볍게 주먹을 쥔다.

고관절 착지 후 엄지발가락과 검지발가락을 탄력 있게 밀어서 고관절의 유연성을 높인다.

무릎 잽을 툭툭 던지듯 앞으로 보내고 착지할 때 170도로 살짝 굽힌다.

걷기 자세

걷기는 '대충 걸어도 된다.'라고 생각할 수 있다. 이는 잘못된 생각이다.

걷기 자세가 올바르면 달리기 자세가 올바르게 된다. '난 달리기 안 할 건데.'라고 반박할 수 있다. 달리기하지 않더라도, 바른 자세로 걷는다면 에너지 손실 없이 빠르게 걸을 수 있다. 걷는 자세도 본인의 이미지가 될 수 있다는 데 공감한다면 바른 자세로 걸어 보자.

바른 자세로 파워 워킹이 자연스러워질 때까지.

# 달리기 착지법은 답이 있다

달리기 착지법은 입문자나 전문가 모두 가장 관심이 많다. 그만큼 가장 좋은 방법을 찾기 위해 지금도 논쟁 중이다. 그 와중에 힐 · 미드풋heel mid foot과 미드풋mid foot이 가장 좋다는 것이 중론이다. 달리기 효율과 하체에 가해지는 충격 측면에서 그렇다.

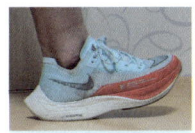
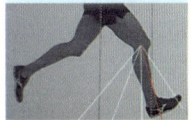
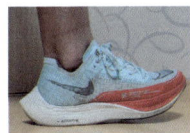
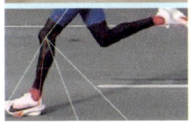
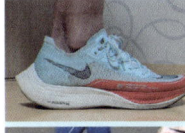
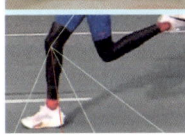
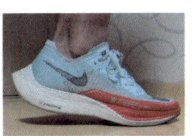
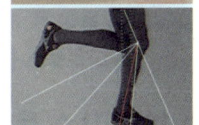

| 힐풋 | 힐·미드풋 | 미드풋 | 포어풋 |
|---|---|---|---|
| ·무릎 충격 큼<br>·장경인대와 골반 충격 큼<br>·에너지 소모 큼<br>·지면 접촉시간: 0.25초<br>·지면 접촉시간이 길어 충격이 오래 지속됨<br>·착지 시 무릎 각도: 160도<br>*힐풋은 비추천 | ·무릎 충격 작음<br>·장경인대와 골반 충격 작음<br>·에너지 소모 적음<br>·지면 접촉시간 짧아 관절 부하 적음<br>·에너지 소비 적어 덜 지치고 오래 달림<br>·착지 시 무릎 각도: 155도<br>*힐·미드풋은 추천 | ·지면 접촉시간 줄이는 보조 운동: 단거리 언덕 뛰어오르기, 계단 뛰면서 오르기<br>·지면 접촉시간: 0.18초<br>·착지 시 무릎 각도: 150도<br>*미드풋은 추천 | ·무릎 충격 최소(종아리근육과 아킬레스건이 충격 흡수)<br>·종아리근육과 아킬레스건 충격이 큼(종아리근육이 튼튼해야 아킬레스건 보호 가능)<br>·장경인대와 골반 충격 최소<br>·에너지 소모 최소<br>·지면 접촉시간: 0.12초<br>·지면 접촉시간 짧아 관절 부하 최소<br>·착지 시 무릎 각도: 145도<br>*포어풋은 초보자에게 비추천 |

달리기 착지법

힐풋heel foot은 착지하는 순간 하체의 앞쪽에 있는 정강이와 무릎에 충격을 먼저 주고 나서, 하체의 뒤쪽에 있는 햄스트링과 고관절에 충격을 주므로 부상의 위험이 크다.

**엄밀하게 보면 힐풋은 잘못된 자세이다. 많은 달리기 전문가가 말하는 힐풋은 힐·미드풋을 지칭한다고 보면 된다. 빠른 속도로 힐풋으로 계속 달리면 십중팔구 부상이 온다.**

힐풋 착지는 하체에 골고루 충격을 주게 되므로 미드풋mid foot이나 힐·미드풋heel mid foot, 힐풋과 미드풋 중간으로 바꾸면 충격을 줄이고 에너지 소모도 줄일 수 있다. 힐풋 착지로 장경인대나 골반이 아픈 사람은 보폭을 좁게 하면 힐풋 착지를 미드풋 또는 힐·미드풋으로 바꿀 수 있다. 미드풋과 힐·미드풋은 장경인대와 골반에 힘이 적게 전달되어 아프지 않게 된다. 나는 주말마다 달리기하는데, 함께 뛰는 두 분이 힐풋에서 힐·미드풋 착지법으로 변경하게 해서 장경인대와 골반 통증이 사라지는 것을 확인했다.

포어풋fore foot은 착지 후 뒤꿈치가 바닥에 닿지 않아야 하므로 아킬레스건과 종아리근육의 가자미근이 발달한 선수에게 적합한 착지법이다. 가자미근은 종아리 바깥쪽 근육인 비복근의 안쪽에 있는 근육이며 아킬레스건에 붙어 있다.

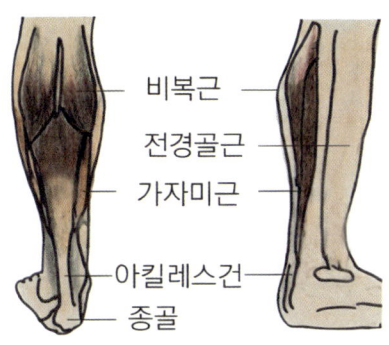

『요요를 속이는 기적의 다이어트법』, 82쪽

단거리에 적합한 포어풋 착지로 장거리를 뛰면 달리기의 경제성은 좋으나 가자미근과 아킬레스건에 무리가 갈 수 있으니 충분히 종아리근육을 만들고 나서 포어풋 착지로 바꾸는 것이 좋다. 참고로 가자미근은 달리기 지구력에 쓰는 근육이며, 비복근은 순간적으로 빠르게 달릴 때 사용하는 근육이다. 가자미근이 하체 근육 중 가장 단면적이 넓어서 비복근보다 약 3배 더 큰 힘을 만들어 낸다는 연구 결과도 있다.

2010년 미국 하버드대 다니엘 리버만 교수는 착지법에 따른 충격 변화를 실험했다. 힐풋이 포어풋과 미드풋에 비해 충격이 더 큼을 확인했다. 그러면 포어풋과 미드풋은 왜 힐풋보다 충격이 작을까? 힐풋 착지는 지면에 가장 먼저 닿는 부분이 힐뒷꿈치이다. 힐에 받는 충격이 고스란히 정강이와 무릎에 전달된다. 그리고 힐풋은 지면 접촉시간이 0.25초로 포어풋 0.12초와 미드풋 0.18초보다 더 길어서 충격이 더 오래간다. 정강이와 무릎에 받은 충격이 햄스트링과 고관절까지 전달되기 때문에 충격이 더 클 수밖에 없다. 포어풋은 종아리근육과 아킬레스건에 짧은 지면 접촉시간 동안 충격을 가하고, 미드풋은 상대적으로 짧은 지면 접촉시간 동안 하체 근육 전체에 고루 충격을 분산시켜 준다.

달리기는 과체중인 사람이 하는 운동이 아니다. 조깅해서 체중 감량하고 나서 달리기해야 한다. 과체중이 아닌데도 조깅을 하면 무릎이 아픈 사람은 자세가 잘못된 것이라 봐야 한다. 과체중이 아닌데도 달리기하고 나서 햄스트링이 아프면 달리기 전후에 스트레칭을 하지 않아서 아플 확률이 매우 높다.

본인에게 맞는 달리기 착지법을 알고서 달린다면 달리기의 매력에 빠지지 않을 수가 없게 된다.

# 달리기 팔치기를
# 황영조 선수에게서 배운다

　2024년부터 이삼십 대 달리기 붐의 가세로 10km 달리기뿐만 아니라 마라톤까지도 한반도가 뜨겁다. 국내 메이저 마라톤 대회는 접수를 시작하면 10분 이내에 모두 마감될 만큼 달리기에 대한 열정을 실감할 수 있다. 그러다 보니 사소할 수도 있는 달리기의 팔치기 각도까지 예민하게 생각하는 러너가 많다.

　팔은 90도로 구부리고 뒤로 힘차게 친다!
　달리기 초보 때 팔을 뒤로 힘차게 치는 것이 익숙해졌다면, 실력이 늘어가면서 어깨에 힘을 뺄 수 있는 자신만의 경쾌한 팔치기를 찾아야 한다. 경쾌한 팔치기는 '팔을 위아래', '팔이 앞으로 갈 때 손을 원 그리기', '직선으로 간결하게 팔치기' 등이 있다. 정답은 없으므로 본인이 가장 어깨 힘을 빼면서 경쾌한 팔치기를 할 수 있으면 된다. 경쾌한 팔치기를 해야 하는 이유는 어깨에 힘을 빼기 위한 것 이외에 본인만의 리듬을 찾게 되면 달리기를 더욱더 재미있게 해 주기 때문이다.

　과연 국가대표도 팔을 90도로 유지하면서 뛰는지를 확인하고 싶었다.
　1992년 바르셀로나 올림픽 금메달리스트 황영조 선수의 팔치기 각도를 보면 많은 인사이트가 생길 것 같았다. 바르셀로나 올림픽 마라톤 대회 영상을 보면서 한참을 돌려 봤다.

**결론은 '팔 뒷치기는 90도로 힘차게, 팔 앞치기는 60도로 리듬감 있게'였다.**

달릴 때 팔치기 각도의 정답은 없지만, 황영조 선수의 팔치기를 따라 배우면 자세의 모양과 달리기 효율 측면에서 부족함이 없다. 황영조 선수 방식으로 하든 본인만의 방식으로 하든, 팔치기 각도가 90도보다 커지면 일단 보기가 좋지 않게 된다. 팔 각도를 90도 이하로 움직이되, 어깨 힘을 빼면서 간결하고 경쾌한 팔치기가 정답이다. 팔치기로 생기는 에너지 소모를 최소화해야 한다. 그리고 하체가 잘 달릴 수 있도록 팔치기가 리듬을 찾아야 하겠다.

# 러닝화 어떤 걸 신어야 하나

달리기에 입문한 러너가 어떤 러닝화를 신어야 좋을지 묻곤 한다.

카본화, 쿠션화, 쿠션 없는 러닝화….

체중, 발목 관절 유연성, 러닝 익숙도가 모두 달라서 정해진 답은 없다.

카본화는 카본층의 반발력뿐만 아니라 쿠션 반발력으로 달릴 때 보폭이 커진다. 달리기 속도가 2% 이상 빨라지는 이유다. 그리고 쿠션 높이로 러닝화 높이도 올라간다. 커진 보폭과 쿠션만큼의 높이로 착지할 때 균형 감각이 필요하다. 과체중에 균형 감각이 없는 러너는 부상을 겪기에 안성맞춤이다. 그렇다면 카본이 없는 쿠션화를 신으면 어떨까? 일반적으로 쿠션화는 쿠션이 있는 카본화와 조금 다르게 신고 달릴 때 안정감이 있다. 그만큼 부상 위험은 낮다는 것이다.

카본과 쿠션이 없는 러닝화는 어떨까? 무릎이 약한 사람은 착지 때 신발에서 충격 흡수 부족으로 무릎이 충격을 고스란히 받는다. 무릎이 약한 러너에게는 쿠션화가 적합하다.

훈련은 카본 없는 러닝화, 경기는 카본화로 구분하는 러너도 있는데, 이 또한 정답이 아닐 수 있다. 확률적으로 대회 때 부상이 올 수 있다는 말이다. 평소 안정적인 신발로 훈련하다가 기록을 위해서 카본화를 신게 되면 대회 내내 부상 위험이 있을 수도 있다. 순전히 건강을 위한 달리기라면 카본이 없는 러닝화가 적합하다. 발목이 유연하고 적정 체중의 러너이면, 달리는 즐거움을 더 느낄 수 있는 카본화를 항상 신어도 되지 않을까.

# 달리기 후 반드시 해야 하는
## 스트레칭 7개

달리기 후 스트레칭의 중요성은 아무리 강조해도 지나치지 않다. 의외로 운동 후에 스트레칭을 하지 않는 러너들을 많이 봐 왔다. 근육 뭉침이 빨리 해소되지 않는다고 하소연하는가 하면 부상이 와서 괴로워하기도 한다. 운동 후의 스트레칭은 다음번의 운동을 위해 근육을 이완하게 하고, 몸을 바로 움직일 수 있도록 준비 상태로 만들어 두는 것이다. 달리기 후에 빠뜨리지 않고 해야 하는 스트레칭 7가지를 소개한다.

### 1. 대퇴사두근 폼롤러 스트레칭

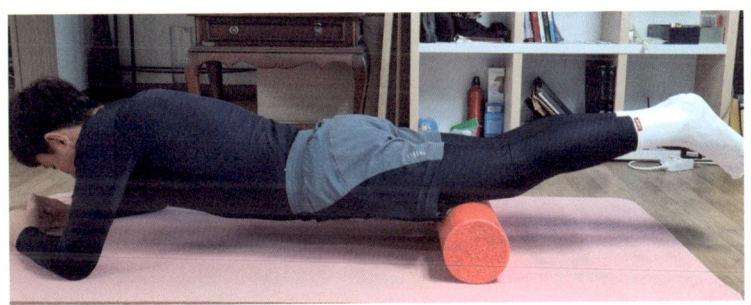

위아래로 왕복 30회 마사지한다. (60초)

## 2. 장경인대 폼롤러 스트레칭

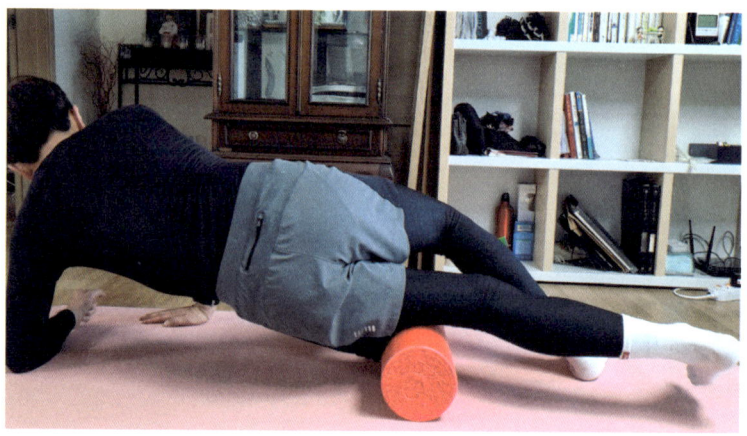

좌우 왕복 15회 마사지한다. (60초)


## 3. 햄스트링 폼롤러 스트레칭

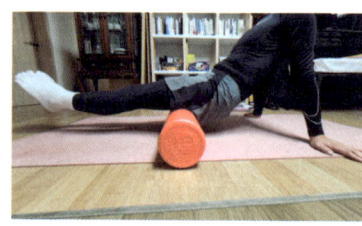

햄스트링 두 쪽 폼롤러 스트레칭

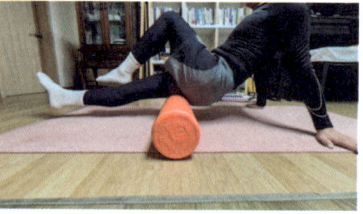

햄스트링 한쪽 폼롤러 스트레칭

좌우 왕복 15회 마사지한다. (60초)

햄스트링에 부하를 더 주기 위해 한쪽 다리를 다른 쪽 다리에 얹어서 스트레칭을 하는 방법도 있다.

## 4. 대둔근 폼롤러 스트레칭

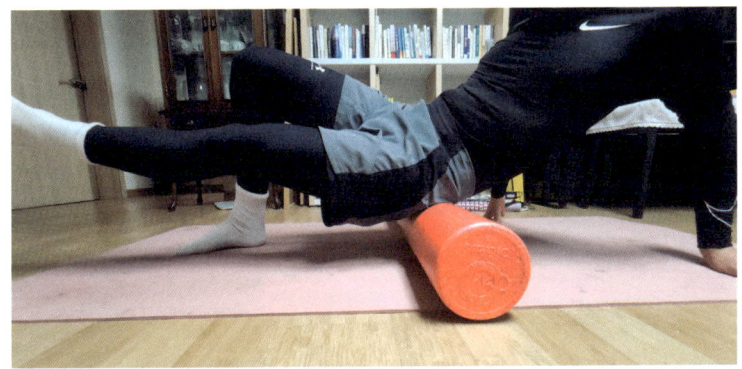

좌우 왕복 15회 마사지한다. (60초)


## 5. 전경골근 폼롤러 스트레칭

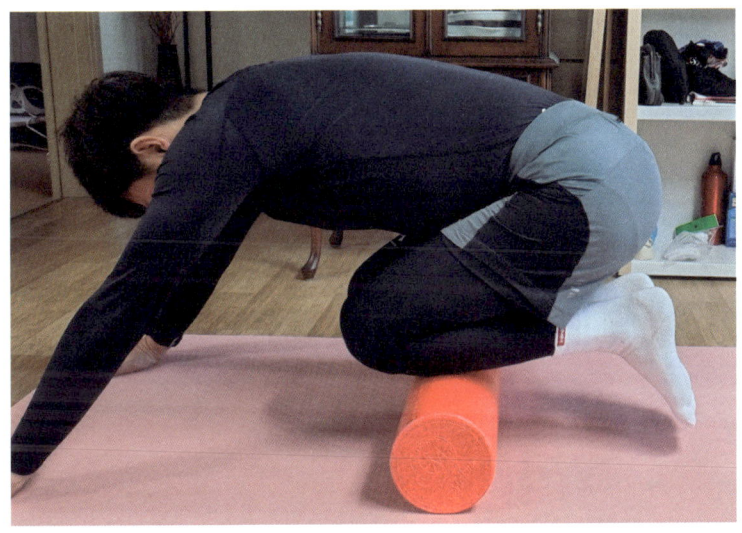

위아래로 왕복 30회 마사지한다. (60초)

## 6. 비복근/가자미근 폼롤러 스트레칭

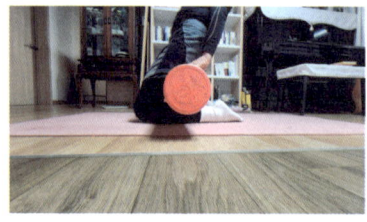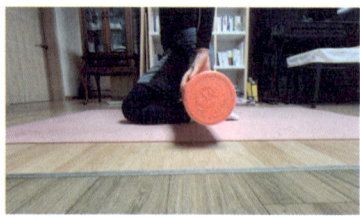

비복근 폼롤러 스트레칭                    가자미근 폼롤러 스트레칭

폼롤러를 햄스트링과 종아리에 끼운 뒤 스트레칭을 한다.

비복근, 가자미근 위치를 참고<sup>앞의「달리기 착지법은 답이 있다」참조</sup>해서 15초씩 마사지한다. 상체를 뒤로 더 기울여 폼롤러 스트레칭. 효과를 극대화할 수도 있다.

## 7. 고관절 스트레칭

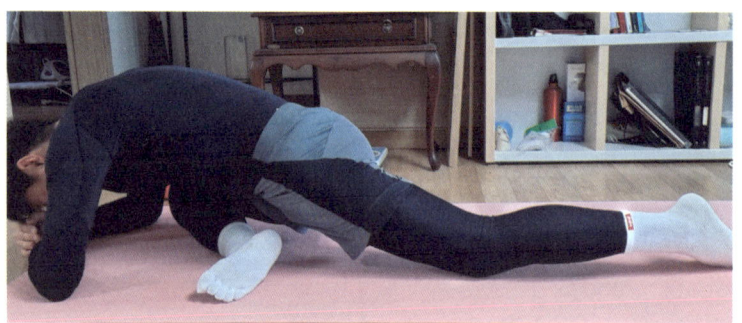

좌우 15초씩 마사지한다. (30초)

7개 스트레칭을 하는 데 걸리는 시간이 얼마일까? 아무리 좋은 것도 오래 해야 한다면 부담이 될 수 있을 것이다. 하나씩 더해 보면, 대퇴사두근, 장경인대, 햄스트링, 전경골근, 대둔근 1분씩 전체 5분. 비복근, 가자미근

15초씩 전체 30초. 고관절 30초이다.

모두 더해 보면 6분. 6분 투자하고 부상 없는 달리기를 할 수 있다면 할 만하지 않은가.

# 달리다 멈추면 안 되는 이유

2024년 6월 챌린지 킹코스 철인대회에 참가하기 전부터 즐기고 오겠다고 다짐했다.

### 수영 3.8km

수영 3.8km는 너울성 파도를 흠뻑 즐겼다. 최대한 몸싸움 없이 바깥으로 크게 돌았다. 그러면서도 파도를 느끼며 재미나게 수영했다.

### 사이클 180km

사이클 180km는 갈 때의 순풍이 패들링을 가볍게 했다. 올 때의 맞바람은 대회를 즐기지 못하게 방해를 놓았다. 역풍이 있었지만 대신 따스한 햇살을 맞으며 잔잔한 바다를 보면서 즐거운 시간을 보내려 했다.

### 달리기 42.2km

사이클에서 아껴 둔 힘을 달리기에 쓰는 것이 이 대회의 전략이었다. 27km까지는 재미나게 달렸다. 28km에 동호회 선배를 만나 같이 걷뛰(걷다가 뛰기를 반복)를 했다. 그러다가 34km에 또 다른 선배를 만나면서 우리 세 명은 함께 걸었다. 혼자 걸으면 부끄럽지만, 세 명이 같이 걸으니, 일종의 동지 의식도 생기고 서로 위로가 되는 것 같았다. 대회 때 걸으면 어떤 기분일까 궁금도 했었다. 일단 편했다. 원 없이 걸었다. 달려야 하는데 계속 걸어가니 걷는 게 귀찮아지고 힘도 들었다. 달리기란 계속 달려야 하는 것이다. 중간에 걷게 되면 계속 걷고 싶어진다. 그러다가 달리려고 하면 더 힘이 든다. 결승선 1km를 남겨 두고 달렸다. 멋지고 힘차게 들어왔다. 결승선에 들어와서도 기념사진을 찍고 싶은 마음이 생기지 않았다. 더 뛸 수도 있었는데 뛰지 않았기 때문에 아쉬움이 컸다.

운동을 하는 목적은 즐거움이다!
대회를 마치고 나서도 즐겁지 않고 찜찜한 기분이 쉬이 가시지 않는다.
멈출 수밖에 없는 경우를 제외하고는 충실히 대회에 임해야 아쉬움과 후회가 없는 걸 깨달았다.

# 달릴 때 달리기 효율과 에너지 효율, 어떤 게 더 중요할까?

코로나로 홈트가 유행했다면, 코로나 이후에는 달리기가 한반도를 뜨겁게 달구고 있다.

2024년 12월 28일 정오, 서울식물원에서 달렸다. 추운 날씨에도 뛰러 나온 사람이 많다. 핸드폰을 손에 쥐고 뛰는 사람, 500m가량 달리고 힘들어 숨 고르기 하는 사람, 시선을 아래로 두고 뛰는 사람 등등 제각기 자세도 다르고 달리기 패턴도 각양각색이다.

달리기 자세는 조깅 속도로 달린다면 크게 중요하지 않을 수 있다. 위로 높이 뛰지도 않고 앞으로 멀리 뛰지도 않기 때문에 하체에 미치는 충격이 작다. 하지만 조깅도 기본적인 자세를 갖춘다면 더 편하게 더 경쾌하게 뛸 수 있다.

설명을 돕기 위해 달리기 자세를 넣었다.

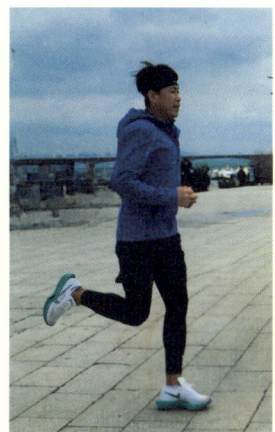

머리 경추 전만앞으로 굽음을 유지하며, 몸과 수직이 되도록 한다.

가슴·허리 견갑골을 뒤로 모아 가슴을 열고 요추 전만을 유지하며, 허리를 곧게 편다.

보폭·케이던스·롤링 처음에는 짧은 보폭과 높은 케이던스로 과도한 힐풋 착지를 막는다. 종아리근육이 발달하고 롤링을 하면 높은 케이던스 상태에서 보폭이 조금 더 커진다. 억지로 보폭을 늘리면 부상이 올 수 있다.

발 어깨너비보다 좁은 11자로 뛴다.

시선 전방 15m를 주시한다.

호흡 코와 입을 함께 이용하여 빠른 시간에 많은 산소를 호흡하고 내뱉는다.

손 가볍게 주먹 쥔다.

팔 뒷치기는 90도로 힘차게, 앞치기는 60도로 리듬감 있게 한다.

고관절 착지 후 엄지발가락과 검지발가락을 탄력 있게 밀어 고관절의 유연성을 높인다.

무릎 착지 때 무릎은 150~155도로 편다.

착지 미드풋 또는 힐·미드풋을 권장한다.

달리기 자세

달리기 자세에서 팔치기 각도와 발 모양을 주의 깊게 볼 필요가 있다.

팔 뒷치기는 90도로 힘차게, 앞치기는 60도로 리듬감 있게 한다. 팔 앞치기를 팔 뒷치기처럼 90도를 유지한다면 자세가 되레 로봇처럼 딱딱해 보이니 팔을 30도가량 굽히면서 리듬 있게 앞으로 치면 된다. 발은 착지할 때 어깨너비보다 좁은 11자 모양을 한다. 팔자로 뛰는 사람도 달리면서 무릎이 최대한 붙게 좁은 11자 발 모양을 의식하면서 달려 보자. 선천적 팔자가 아니면 서서히 교정할 수 있다.

달리기 착지법도 빠뜨리고 갈 수 없다. 반드시 이해는 하고 가야 하는 것이 착지법이다.

'달리기 착지법'에 대한 자세한 설명은 앞의 「달리기 착지법은 답이 있다」에서 확인할 수 있다. 달리기 자세와 착지법을 제대로 알고서 달리면, 경쾌하게 뛰고 최소의 에너지로 부상 없이 달릴 수가 있다. 또한 달리기를 막 시작한 러너라도 '지면 접촉시간', '수직 진폭', '수직 비율'을 이해한다면, 지면 접촉시간을 짧게 하고, 수직 진폭도 작도록 노력할 것이다.

지면 접촉시간은 뛸 때 발이 지면에 닿아 있는 시간인데, 지면에 접촉해 있는 시간이 짧을수록 에너지 소모가 적고, 경쾌하게 달릴 수 있게 된다.

수직 진폭은 뛸 때 지면에서 얼마나 높이 올라가는지를 나타내고, 위로 높게 뛰면 수직 진폭이 커지게 된다. 수직 진폭이 커지면 착지할 때 몸에 충격이 더 많이 가해진다. 또한 앞으로 달리는 데 거리 손실이 발생하게 된다.

'수직 비율'은 '수직 진폭'을 보폭으로 나눈 것이다.

달리기 기록만 본다면 수직 진폭<sup>지면에서 높이</sup>이 커져도 보폭이 상대적으로 더 커지면 기록이 더 좋아지고 수직 비율이 더 낮아진다. 하지만 건강을 위해서 달리는 사람에게는 수직 진폭이 커질수록 몸에 충격이 더 크고 에너지 손실이 커져 부상 확률이 높아지게 되는 것이다.

직접 '지면 접촉시간'과 '수직 진폭'을 측정하고 깨달은 것을 표로 만들었다.

| 항목 | 2021년 1/24 | 2021년 1/31 | 변화 | 변화율 | 인사이트 |
|---|---|---|---|---|---|
| 10km 속도(분) | 45 | 44 | 1 | 2.2% | 속도가 빨라짐. |
| 지면접촉시간(초) | 0.246 | 0.252 | -0.006 | -2.4% | 충격이 2.4% 커짐. |
| 수직진폭(cm) | 6.98 | 7.13 | -0.15 | -2.1% | 충격이 2.1% 커짐. |
| 보폭(cm) | 125 | 131 | 6 | 4.8% | 보폭이 4.8% 커짐. |
| 수직비율 (수직진폭/보폭) – 달리기 효율 | 5.6% | 5.4% | 0.14% | 2.5% | 위로 2.1% 높게 뜀.보폭이 4.8% 커짐. 달리기 효율은 2.5% 좋아짐. |

| 에너지 효율 | - | - | - | - | 10km를 1분2.2%을 더 빨리 달리기 위해서 지면에 2.4% 더 머물고 위로 2.1% 높게 뛰면 몸에 충격이 더 커지면서 에너지 손실이 커짐. |
| 달리기 훈련 방향 | - | - | - | - | 종아리근육 보강 운동을 해서 지면 접촉. 시간을 줄여야 함.<br>'위'가 아닌 '앞'으로 뛰도록 조금 더 신경 쓰기. |

다이나믹스 팟으로 직접 측정하고 깨달은 것들

자세히 표를 이해하려고 했다면 '지면 접촉시간'과 '수직 진폭'이 중요하다는 것을 알았을 것이다. 그럼 지면 접촉시간을 줄이려면 어떻게 해야 할까?

지면 접촉시간을 줄이기 위한 보조 운동을 해야 하는데, '단거리 언덕 뛰어오르기', '계단 뛰어오르기' 등이 있다. 천천히 뛰면 지면 접촉시간이 늘어날 수도 있지만, 오르막 훈련을 많이 한 러너는 조깅할 때도 0.22초를 넘지 않는다고 한다. 지면 접촉시간이 줄면 달리기 속도가 빨라지고 보폭이 커지고 고관절과 무릎에 가해지는 스트레스도 낮아진다. 빠른 속도로 뛸 필요가 없는 사람은 이 보조 운동이 필요 없다고 생각할 수 있겠지만, 지면 접촉시간을 줄이는 보조 운동으로 튼튼한 종아리근육을 가질 수 있다. 단련된 종아리근육이 하체에 가해지는 충격을 흡수함으로써 부상을 더욱더 예방할 수 있다.

결론적으로, 달리기 효율수직 비율을 올리되, 수직 진폭지면에서 올라가는 높이은 올리지 않도록 노력해야 한다. 마라톤 세계 신기록 보유자 킵툼은 달릴 때 수직 진폭이 타 선수들보다 낮고, 보폭은 190cm로 넓은 편이다. 지면 접촉시간은 착지법과도 연관이 있어서 지면 접촉시간을 줄이는 보조 운동을 해서 힐풋에서 힐·미드풋으로, 힐·미드풋에서 미드풋으로 전향할 수 있다. 지면 접촉시간이 줄어들어 에너지 효율이 좋아지면, 달리기 속도가 빨라지고 적은 부하로 달릴 수 있다. 넓은 보폭, 낮은 수직 진폭, 짧은 지면 접촉시간 은 러너의 로망이라고 할 수 있다.

　달릴 때 기록을 위해 달리기 효율만 중시하고, 건강을 위한 에너지 효율 을 망각하면 95세 달리기는 점점 멀어질 것이다.

# 달리기 도중이나 완주 이후
# 종아리에 쥐가 날 때는

    달리기를 시작한 지 얼마 되지 않은 러너는 종아리에 쥐가 나는 경험을 해 본 적이 없을 수 있다. 달리기가 몸에 익숙해지면 대회를 10km부터 참가하게 된다. 그러다가 하프 마라톤, 32km, 마라톤으로 점차 거리를 늘려 나간다. 달리기 대회 당일 본인이 갖추고 있는 실력과 체력 이상으로, 과부하로 달리면 일반적으로 종아리부터 쥐가 나게 된다. 종아리근육은 높이 뛰거나 멀리 뛸 수 있게 하는 근육이다. 운동량이 부족한 데다가 수분과 에너지를 적시에 공급하지 못한 상태에서, 더 빨리 달리려 할 때 종아리에 쥐가 나게 된다.

    2024년 2월 23일, 챌린지 32.2km 달리기 대회에 참가했다. 영하의 날씨에 바람도 많이 불어 에너지 소모가 많았다. 달리기 훈련량이 적었지만, 평균 페이스로 4분 58초<sub>서브330 페이스</sub> 이내에 들어오고 싶었다. 25km까지는 잘 달렸지만 26km부터 속도가 떨어졌다.
    훈련량 부족에 힘을 짜내어 32km를 완주했다. 컨디션 난조에서도 4분 57초로 달려 준 나 자신이 고맙다.

    종아리에 쥐가 올락 말락 해서 스트레칭하고서 화장실에 들렀다. 화장실을 나왔는데 문 입구에서 한 청년이 종아리 경련으로 어쩔 줄 몰라 하며 종아리를 부여잡고 있었다. 그냥 지나칠 수 없었다. 두 가지 스트레칭 시범을 보이며 따라 하도록 했다.

첫 번째, 벽 짚고 종아리 스트레칭.
쥐가 난 왼쪽 종아리를 10초간 스트레칭을 했다. 그다음 쥐가 나지 않은 오른쪽도 10초간 스트레칭을 했다. 다시 반복으로 두 번 더 스트레칭을 하도록 했다. 소요 시간은 1분.

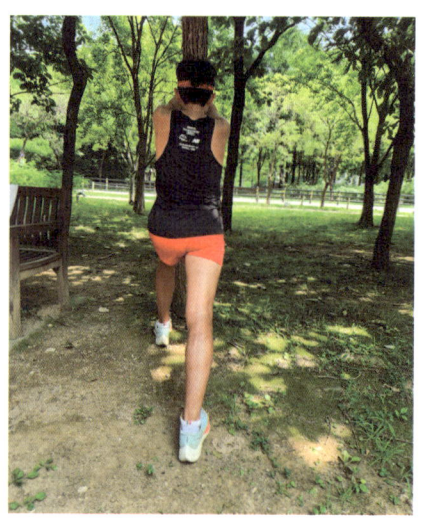

벽 짚고 종아리 스트레칭

그다음은 쥐가 난 왼쪽부터 10초간 발목을 세워 스트레칭을 했다. 쥐가 나지 않은 오른쪽도 10초간 스트레칭을 했다. 다시 반복으로 두 번 더 스트레칭을 했다. 발목 세우기 스트레칭을 할 때 최대한 몸을 세워 종아리근육이 더 많이 자극되도록 하면 효과적이다. 소요 시간은 1분.

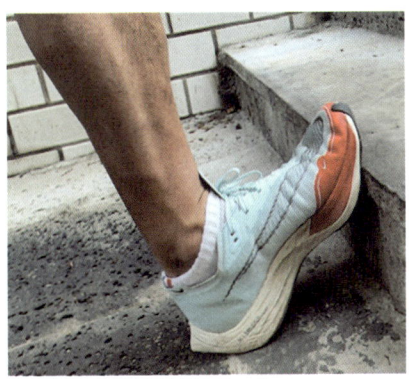

발목 세우기 스트레칭

2분 동안 종아리 스트레칭으로 쥐가 감쪽같이 없어졌다고 놀라워했다. 그 청년은 고맙다고 인사 후 화장실로 사라졌다.

벽 짚고 종아리 스트레칭과 발목 세우기 스트레칭은 종아리 쥐 내림 방지 효과뿐만 아니라 '아킬레스건염과 족저근막염'을 예방하는 데도 도움이 된다.

# 생애 첫 30km 달리기 실패와 성공

**한강 달리기 30km는 역시 힘들어, 26km에 그냥 STOP!**

2019년 2월 철인3종에 입문하면서 처음 달리기를 시작했다. 같은 해 5월, 첫 철인대회에 참가해서 하프<sub>21.1km</sub>를 달렸다. 유난히 무더운 5월이었다. 조금이라도 더위를 피해 가로수 밑으로 달리는 선수들이 많았다. 중도에 걷는 사람이 태반이다. 나는 악으로 깡으로 달렸다. 한 사람 한 사람 제쳐가며 힘듦을 참아냈다. 이렇게 나의 달리기는 본격적으로 시작되었다.

2019년 11월 16일 오전 10시, 생애 첫 30km를 달리겠다고 각오하며 가양나들목에서 혼자 출발했다. 3km가 지나면서 몸이 예열되어 가벼워지기를 기다렸다. 그런데 5km가 지나도 여전히 몸은 반대로 머물러 있으려 했다. 7km가 되니 몸이 앞으로 나아가려는 게 느껴졌다. 지난주 토요일 20km를 뛰었을 때 반환점 10km는 63빌딩이었다. 오늘 30km 달리기의 반환점은 63빌딩에서 앞으로 5km만 더 달리면 되었다. 30km 반환점은 반포대교에 조금 못 미치는 곳이었다. 반환점을 돌아서 뛰는데, 21km부터 힘이 들었다. 몸도 무거웠다. '뛰면서 이 고생을 왜 하고 있지?'라고 나 자신에게 묻게 되었다. 가장 멀리 뛰어 본 21km가 되니 자아<sub>내면의 나</sub>가 이전에 경험해 보지 못한 거리라며 반항했다. 오늘 러너스 하이<sub>힘들 때 신경 자극 호르몬이 분비되어 힘듦이</sub>

지 않고도 뛸 수 있는 상태가 오면 좋을 텐데 말이다. 큰일이다! 23km 지나니 하체가 천근만근으로 무거워지는 걸 느꼈다. 호흡은 아직 여유가 있는데 허벅지와 종아리근육이 뛰려고 하지 않는다. 철인의 정신력으로 뛰려 해도 도저히 30km에 다다를 수 없을 것 같았다. 달리기 최장 거리 기록 21.1km를 넘고 있어서 언제 멈추더라도 개인 기록이 되었다. 그래도 30km까지 달리고 싶었다. '지구력은 정신력에 기초한다.', '정신력 없이 어떠한 위대한 지구력이 없다.' 등등 여러 생각이 드나들었다. 결국 26km까지는 뛰었는데 더 이상 뛰어지지가 않았다. 몸의 에너지가 100% 방전되어 그 상태로 서버렸다. 한 발짝도 앞으로 내딛기가 힘들었다. 태어나서 가장 멀리 뛴 26km에 만족하고, 30km는 다음을 기약하기로 했다. 집에 돌아오는 길에 배가 고파서 이마트를 들렸는데 시식 코너에 한 아주머니가 물으셨다.

"오늘 마라톤하셨나 봐요?"

"네."

"몇 등 하셨어요?"

"1등 했어요!"

혼자 뛰었으니 당연히 1등이었다. 멈춰버린 나에게 위로와 격려를 해 주고 싶어서 그렇게 대답했다. 며칠이 지나서 철인센터 코치에게 26km밖에 뛸 수 없었던 이유를 물어보았다.

"뛰면서 퍼지기 전에 에너지 보급을 잘해야 하고, 운동량이 받쳐 줘야 한다."라고 했다. 26km 뛸 때 에너지바를 2개 먹었는데, 에너지바로는 부족한 것 같다. 몸에 저장된 글리코겐이라는 물질은 30km를 달리면 거의 고갈된다고 한다. 그 이상을 달릴 때는 체지방을 분해해서 에너지를 쓰기에는 몸의 신진대사 속도가 따라오질 못한다. 따라서 체내 흡수가 빠른 에너지젤을 보급해 줘야 한다. 다음 도전에는 에너지바를 먹지 않고 에너지젤을 8km마다 먹어야겠다. 에너지젤이 양은 적으나 고밀도 에너지로 만들어져 더 많은 에너지를 줄 것이기 때문이다.

지난주 호기롭게 도전했던 첫 30km 달리기에 실패했다. 정확하게 한 주가 지나 다시 도전했다. 2019년 11월 23일, 생애 첫 30km 달리기에 재도전한다. 반평생 꼴찌만 하던 달리기도 거듭된 시도로 지난주 26km까지 달릴 수 있었다. 오늘 다시 설렘으로 30km 달리기를 도전했다. 오전 10시 정각에 가양나들목에서 출발했다. 뛰면서 잠실 쪽으로 직진해서 갈지, 아니면 반포에서 우측으로 꺾어 서울교대까지 뛸까, 고민을 많이 했다. 잠실대교까지 뛰면 30km가 조금 안 나올 것 같았다. 그래서 서울교대로 뛰기로 했다.
교대에 도착했는데도 22km밖에 되지 않았다. 400m 트랙을 20바퀴를 더 뛰어야 했다.

400m 트랙 10바퀴를 뛰니 26km가 되었고, 그만 뛰고 싶었다. 몸은 지난주 최고로 많이 뛴 26km를 기억했다. 하지만 30km 첫 완주의 성취감을 맛보고 싶었다. 10바퀴를 더 뛰어야 했다! 30km를 2시간 56분에 완성했다.

첫 10km 대회 완주는 감격의 눈물을 흘렸지만, 이번에는 그렇지 않았다.
새로운 기록을 세울 때마다 감격의 눈물이 나오는 것이 아니었다. 대회를 함께하는 선수도 없고 결승선을 통과할 때의 짜릿함이 없어서일까?
어쨌든 기록을 세우면 성취감은 분명히 생긴다. 이 성취감으로 다시 달리고 도전하게 된다.

# 달리기하면서 흘리는 눈물은 헛되지 않다!

달리기하면서 왜 눈물을 흘릴까?

감격스러워서? 괴로워서? 아쉬워서?

2022년 10월 3일. 국제 평화 마라톤 하프 대회가 오전 9시 5분에 시작되었다. 지난 DMZ 철인대회 킹코스를 같이 뛰었던 동생과 함께 4'40"페이스로 출발했다.

어깨 담이 걸려 불편한 것이 가장 큰 핑곗거리가 되지 못했다. 어제부터 계속 내리고 있는 비로, 주로에 고인 물들이 더욱 성가시게 했다. 이리저리 폴짝폴짝 뛰면서 러닝화를 덜 젖게 하고 싶었다. 가랑비는 계속 내리고 있고, 입에서 나오는 김으로 스포츠고글이 앞을 가렸다. 같이 달린 동생이 보더니 고글을 선캡 위로 올리라고 알려줬다. "아하, 이렇게 간단한 방법을!"

비도 그치고 김도 서리는 것이 없어져 뛸 만해졌다. 11km 지점에서 내가 조금씩 지쳐 가는 게 보였는지 같이 뛰던 동생이 혼자 앞으로 나아갔다. 그 순간 동생을 원망할 수가 없었다.

혼자 고전하다가 14km가 되니 속도가 느려지기 시작했다. 16km 지점에서는 1시간 40분 페이스 메이커가 내 옆으로 앞질러 갈 기세였다. 그분과 결승선에 함께 들어오고 싶었다. 5km를 이를 악물고 같이 뛰었다. 페이스 메이커가 없었다면 나는 힘들어서 분명 걸었을 것이다. 페이스 메이커에 뒤처지지 않으려고 노력한 5km의 고통은 이루 말할 수 없었다!

'스포츠는 즐기는 게 가장 중요한데 내가 왜 이 고생을 사서 하고 있지?' 한 달도 남지 않은 춘천 마라톤이 두렵기까지 했다. '힘들면 걷지, 뭐.' 스스로 위로해 본다.

어느덧 20km 지점 통과. 남은 건 단지 1.1km!

결승점이 저만치 멀리 희미하게 보였다. 마지막까지 힘을 짜내며 달렸다. 결승점이라고 생각했고 달렸던 곳이 결승선이 아니었다. 그곳에서 왼쪽으로 꺾은 뒤 오르막을 올라가야 했다. 마음을 다잡고 이를 악물고 오르막을 올랐다. 올라서서 20m 전방에 있는 결승선을 밟았다. 완주 메달과 빵, 음료를 받아서 부스에 도착했는데 종아리에 쥐가 내려서 난리도 아니었다. 전에 해 보지 못한 평균 4분 41초 페이스로 21.1km를 뛰었으니, 쥐가 나는 것이 당연했다. 쥐를 풀고 집에 가려다가 잠시 경품 추첨 방송을 들었다. 내 번호를 부르는 게 아닌가. '최신형 무선 청소기', 대박이다!

대회 참가비 2만 원 내고 백만 원이 넘는 무선 청소기에 당첨되었다.

이런 혜자 대회는 매년 참가하면 좋겠다고 생각하면서 지하철을 탔다. 지하철을 타고 집에 오는데 1시간 38분에 뛰었다는 성취감에 가슴이 뭉클했다.

집에 와서 샤워하는데, 마지막 5km의 고통을 참고 견딘 것이 뭐가 그렇게 힘들었는지 눈가로 눈물이 흘러내렸다. 제 수준 이상의 빠른 페이스를 일정하게 유지하면서 포기하지 않고 끝까지 달렸으니 얼마나 힘들었을까.

평소 속도보다 빠르게 달리면 힘든 것이 당연하다. 오늘 힘들게 달려 자기 수준 이상을 넘어섰다면 내일부터 달리기 실력이 나아져 있는 것은 아주 당연한 진리이다. 짧은 시간의 고통은 분명 달라져 있는 모습을 알아차리게 된다. 마치 밤새 펑펑 내린 눈이 다음 날 아침 소복이 쌓여 미소 짓게 하는 것처럼.

# 마라톤에도 전략, 전술, 목적, 목표가 있다

전략, 전술, 목적, 목표.

이 네 단어들은 살아오면서 많이 들어 봤을 것이다. 쉽게 이해가 되도록 에베레스트산과 마라톤에 대입해 보았다. 그리고 이 단어들을 적재적소에 사용할 수 있다면 표현력도 그만큼 좋아질 것이다.

모두 한자로 된 단어들이라 한자도 함께 보면서 이해해 보자.

전략戰싸움 전, 略다스릴 략은 싸움에서 목적을 달성하기 위해 다스리는 운용 방법이다. 즉, 목적 달성에 어떤 길을 선택할 것인가를 결정하는 필수 요건이다.

전술戰싸움 전, 術재주 술은 전략에 따라, 나아가는 길 위에 발생하는 위험 요소를 넘어서기 위한 기술들이다.

그렇다면 목적은 무엇일까?

목적目눈 목, 的과녁 적은 이루려 하는 과녁, 즉 목적을 이루어 가는 방향이다. 목적은 가장 상위에 있으며, 추상적으로도 표현되기도 하며 도달하기 어렵다.

목표目눈 목, 標우듬지 표는 목적을 향해 나아갈 때 있는 우듬지나무의 꼭대기 줄기 이다. 목적을 향해 지나쳐 가는 여러 꼭대기가 목표가 된다.

이해하기 쉽게 에베레스트산을 예로 들어 보자.

에베레스트산은 8,848m로 세계에서 가장 높다. 이 산은 2,000, 4,000, 6,000m 고지에 쉬어 갈 수 있는 베이스캠프가 있다. 그리고 올라가는 길도 여러 개가 있다.

이제 에베레스트산 등반을 한다고 하자. 전략, 전술, 목적, 목표가 어디에 위치할까?

목적은 에베레스트산 정상이다. 산 정상을 가는 도중 많은 사상자가 발생한다. 정상에 도달하면 더없이 자랑스럽고 내일 죽어도 미련이 없을 만큼 큰 성취감이 생길 것이다.

2,000, 4,000, 6,000m에 베이스캠프가 있는데, 이 각각의 캠프가 목표가 된다. 그리고 올라가는 길도 여러 개가 있는데 그중 선택한 길이 전략에 해당한다. 정한 길을 올라갈 때 심폐량이 부족하여 산소통을 메고 가느냐, 아니면 자력으로 가느냐가 전술이 된다. 여기서 정상을 목적이라고 칭했으나, 가장 높은 목표라고 바꾸어도 무방하다. 하지만 에베레스트 정상이 일반인은 갈 수 없을 만큼 험하고 힘들어서 목적이라고 표현했다.

이제 마라톤에 목적, 목표, 전략, 전술을 대입해 보려 한다. 우리는 왜 조깅하다가 달리기하게 되고, 결국 마라톤까지 시도하려고 할까? 달리다 보니 기분이 좋아지고 마음이 평온해지고 살이 빠진다. 살이 빠지니 속도가 빨라진다. 속도가 빨라지니 더 멀리 갈 수 있게 된다. 멀리 뛰는 걸 더 연마해서 결국 마라톤에 도전한다. 마라톤하는 목적이 뭘까? 마라톤하는 목적은 날씬한 몸, 평온한 마음, 건강한 사람이 되기 위해서이다. 마라톤의 목표는 본인 기록 경신일 거다. 마라톤을 완주해 본 사람은 서브4가 다음 목표가 될 것이고, 서브4를 한 러너는 서브330이 목표가 될 것이다.

마라톤 여정을 어떤 방식으로 완주하는가는 전략이 된다. 전반보다 후반에 속도를 올리는 마라토너가 있는가 하면, 32km까지 착실하게 달려 시간을 벌어 두고 나머지 10km를 여유 있게 즐기는 러너도 있다. 각양각색의 전략이 있다. 마라톤의 전술은 뭘까? 어떤 러닝화를 신고 어떤 에너지젤을 몇 개를 먹는가는 대회의 전술이 된다.

우리는 목적을 위해서 살아야 한다.

목표를 위해 산다면, 목표 달성 이후에 다시 살아갈 방향을 잃을 때 난감해진다. 삶의 목적을 정확히 아는 것만큼 더 큰 지혜가 없는 것 같다.

# 마라톤 기록과 건강을 위한 달리기

마라톤은 많은 스포츠 중에 기록을 중요시하는 종목이다. 그러다 보니 마라톤 대회를 마치고 나면 기록을 가지고 이러쿵저러쿵 말들이 많다. 어렴풋이 페이스가 얼마이면 서브4, 서브330, 싱글, 서브3를 하는지 알고 있을 수 있겠지만, 한눈에 정확하게 이해토록 표로 만들었다.

| 페이스/km | 시간/풀코스 | 시간/10km | 초/100m |
|---|---|---|---|
| 541 | 3:59:48 | 0:56:50 | 34.1 |
| 540 | 3:59:06 | 0:56:40 | 34.0 |
| 530 | 3:52:04 | 0:55:00 | 33.0 |
| 520 | 3:45:02 | 0:53:20 | 32.0 |
| 510 | 3:38:00 | 0:51:40 | 31.0 |
| 500 | 3:30:58 | 0:50:00 | 30.0 |
| 458 | 3:29:34 | 0:49:40 | 29.8 |
| 451 | 3:25:09 | 0:48:30 | 29.1 |
| 450 | 3:23:56 | 0:48:20 | 29.0 |
| 440 | 3:16:54 | 0:46:40 | 28.0 |
| 430 | 3:09:52 | 0:45:00 | 27.0 |
| 420 | 3:02:50 | 0:43:20 | 26.0 |
| 415 | 2:59:19 | 0:42:30 | 25.5 |
| 410 | 2:55:48 | 0:41:40 | 25.0 |
| 400 | 2:48:46 | 0:40:00 | 24.0 |
| 350 | 2:41:44 | 0:38:20 | 23.0 |
| 340 | 2:34:42 | 0:36:40 | 22.0 |

| 330 | 2:27:40 | 0:35:00 | 21.0 |
| 320 | 2:20:39 | 0:33:20 | 20.0 |
| 310 | 2:13:37 | 0:31:40 | 19.0 |
| 300 | 2:06:35 | 0:30:00 | 18.0 |

달리기 입문해서 10km와 하프를 거치게 되면 마라톤 대회에 참가한다. 마라톤 대회의 1차 목표가 서브4이다. 첫 마라톤 출전에 서브4를 하는 사람은 달리기에 소질이 있다고 보면 된다. 서브4는 평균 5분 41초 페이스로 뛰면 된다. 10km를 56분 50초로 달린다고 생각하면 충분히 도전해 볼 만하다.

서브4를 통과하면 서브330 욕심이 생긴다. 평균 4분 58초 페이스이니 절대 쉽지 않다. 10km를 49분 40초에 달리는 속도라 달리면서 긴장의 끈을 놓을 수 없다.

싱글은 3시간 9분 59초 이내이고, 4분 30초 페이스이다.
싱글 후 마지막 관문인 서브3이다. 4분 15초 페이스로 뛰어야 한다. 10km를 42분 30초로 뛰어야 하니 정말 빠른 속도이다.

내 기록은 451 페이스에 해당하는 3시간 25분 9초이다. 더 잘 달려 더 좋은 기록을 갖고 싶은 욕심은 없다. 나는 일주일에 10km를 한 번만 뛴다. 더 좋은 기록을 갖기에는 훈련량이 턱없이 부족하기 때문이다. 달리기 횟수를 늘리면 다른 스포츠를 포기해야 해서 기회비용이 커져서 그렇게 하기가 싫다. 기록이 최우선이 되면 쉽게 부상이 생기는 종목이 마라톤이기 때문에 절제와 자제를 해야 한다.

건강을 위한 달리기, 일주일에 한 번으로 충분하다!

마라톤은 기록이 중요하지만, 기록이 전부가 되어서는 안 된다. 본인의 나이, 체력, 신체 구조에 맞게 만족할 줄 아는 지혜가 필요한 종목이 마라톤이다.

# 32km를 세 번만 달리까, 마라톤 대회가 편해끼게

2025년 3월 16일 서울 마라톤 대회에서 풀코스 마라톤을 뛰었다. 11월 2일에는 JTBC 마라톤 대회에 참가한다. 나는 1년에 마라톤 대회는 두 개만 참가한다. 이 두 개는 우리나라에서 가장 큰 마라톤 대회이기도 하다. 규모가 큰 마라톤 대회는 응원하는 사람들도 많고 달리는 사람들도 각양각색이어서 함께 달리는 데 재미를 더해준다. 11월 2일 JTBC 마라톤까지 9월 13, 20, 27일, 10월 4, 11, 18, 25일 7주가 남았다. 하지만 대회 직전 주말에는 하프 이상의 장거리를 달리지 않는 것이 좋다. 그래서 장거리 훈련을 할 수 있는 주말은 6개밖에 남지 않았다. 6개 주말 동안 달릴 전략을 세워야 할 때가 왔다. 내가 만든 장거리 훈련 공식은 2주, 4주, 6주 전에 32km를 세 번 뛰면 마라톤 대회가 편해진다. 2주와 4주 전에 32km를 두 번만 뛰면 완주하는 데 문제없으나 기록 경신을 하려고 빨리 달리면 힘이 많이 든다.

나는 매주 주말에 한 번만 달린다. 10km만 달리니 월 마일리지가 40km밖에 되지 않는다. 3월 서울 마라톤 이후 10km 이상 달린 날이 하루밖에 없었다. 6월 7일 21km를 제외하고는 매주 10km만 달렸다.
최대한 효율 있게 서브330을 위해, 6주가 남은 9월 13일, 32km 달리기로 작정했다. 천천히 달리는 LSD Long Slow Distance로 달렸다. 천천히 달려도 힘이 들었다. 최근 6개월 동안 30km 이상의 장거리를 달리지 않았기 때문이다. 어제저녁 비가 내려 오늘 달릴 때 지면이 젖어 있어 러닝화가 더럽혀질 것으로 생각했다. 그래서 버리기 아까워 보관하던 나이키 베이퍼플라이3를 한 번만 더 신고 버릴 참이었다. 베이퍼플라이가 가벼웠지만, 내구성이 떨어진다. 그래서 바닥도 다른 러닝화보다 빨리 마모되었다. 32km를 달리고 나서 밑바닥에 카본 플레이트가 어떻게 구성되어 있는지 왼쪽 러닝화를 뜯어 보았다.

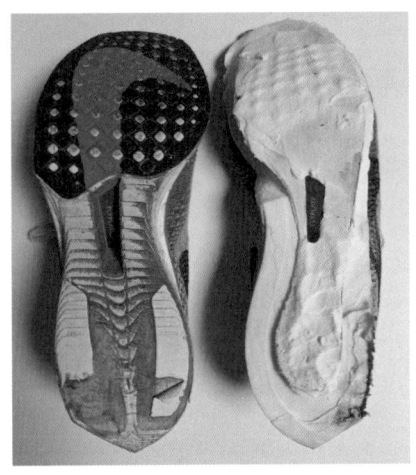

카본 플레이트를 분리함

기록을 2% 당겨 준다는 '카본 플레이트'는 강한 탄성이 있고 철판처럼 단단했다. 하지만 카본 플레이트를 감싸는 스펀지는 형편없이 손으로 뜯겼다.

9월 27일, 어김없이 32km를 달렸다. 10월 18일도 35km를 달렸다.

11월 2일 JTBC 마라톤 전에 32km 이상 거리를 세 번 달렸다. JTBC 마라톤은 3시간 30분을 달렸다. 39km부터 42km까지 4km 구간이 힘들었다. 이 4km 구간이 힘들었던 것은 명상런을 하지 않고 기록을 생각하며 달렸기 때문이다. 초반 38km는 마라톤 대회 전 32km 이상 거리를 세 번 훈련한 효과로 어려움 없이 재미나게 달렸다.

# 마라톤에 몰입과 명상을 접목하면 즐겁게 완주할 수 있다

마라톤 대회에서 30km 전후에 최소한 한 번은 힘들 때가 온다. 32km까지는 몰입과 'fun런'으로 시간을 벌어 둔다. 그 이후 10km는 '명상런'으로 힘든 구간을 이겨내 보자. 그러면 마라톤이 괴로운 시간의 연속이라 느껴지지 않을 것이다. 나는 'fun런'이란 용어를 직접 만들어 블로그에 처음 사용했다.('fun런과 fun수영이 왜 필요한가」를 참조하면 도움 될 것이다.) 즐기면서 뛰는 마라톤의 30km 구간은 일련의 몰입 상태이다. 스마트워치의 페이스를 계속 보면서 달린다. 그리고 호흡에 집중한다. 과호흡이 되지 않게 중간에 퍼지지 않게 호흡도 꾸준히 살핀다. 종아리에 쥐가 나지 않도록 오르막에 속도를 줄이거나, 햄스트링에 부하가 걸리지 않도록 내리막에 속도를 낮춰야 할 때도 있다.

나는 춘천 마라톤을 그다지 좋아하지 않는다. 천천히 즐기면서 달리면 서브4는 충분히 하겠지만, 달리다 보면 기록 경신을 도전하게 된다. 그렇게 되면 아름다운 단풍을 마음 편하게 구경할 수 없다. 몰입 속에 달리려면 전방 15m 앞을 주시하면서 달려야 해서 멀리 있는 단풍을 보면 몰입 상태가 깨진다. 15m 시선까지만 보기 위해 선캡을 눌러서 쓰는 러너들도 많다. 선캡 아래에서 보이는 제한적인 시야로 달리기에 집중할 수 있다.

사람들이 마라톤할 때 '10km를 남겨 두고서 고통이 극에 달한다.'라고 느낀다. 그 이유는 달려왔던 속도를 끝까지 놓지 않고 좋은 기록을 내고 싶어서다. 처음 마라톤 대회에 참가하는 러너라면 본인이 생각하는 그림대로 결승선을 통과하기 위해서 달려야 하므로 고통스럽다. 그래서 32km까지는 본인이 희망하는 평균 누적 페이스보다 더 빠른 페이스를 확보해 두어야 한다. 나머지 10km는 '명상런'을 하면 된다. 명상런은 호흡에 집중하고 생각을 비우고 마음이 빈 상태에서 달리면 된다. 절대 워치를 보면 안 된다. 보는 순간 속도에 미련이 남아 힘을 짜내서 달리기 때문에 고통의 구렁텅이에 빠지게 된다.

명상런 모습

몰입과 명상의 공통점이 있다. 몰입하고 명상을 하는 동안에는 주변의 인식이 옅어지고, 시간 개념이 사라진다. 마라톤에 몰입과 명상을 접목하면 본인이 원하는 기록에 다다를 수 있고, 즐겁게 뛸 수 있다. 하지만 60세에 접어들면 기량도 감퇴하는 경향이 뚜렷해진다. 나이가 들수록 기록보다는 건강을 위한 달리기를 하는 지혜가 필요하다.

# 트랙 100바퀴 40km 달리기, 명상런이 가능할까?

2024년 2월 4일, 인천 아시아드 경기장에서 트랙 100바퀴 40km 달리기를 위해서 동호인들이 모였다. 속도가 느린 동호인은 미리 나와서 뛰고 있었다. 100바퀴 뛰기로 다짐하진 않았지만, 달리기 시작하면서 동지애가 생기고 점점 100바퀴를 마치 달려야 하는 숙명처럼 느끼며 각오했다. "그래, 달려보자!"

나는 마라톤 대회 전 연습에 최고 멀리 뛰는 거리가 32km이다. 32km 이상 뛰는 것이 불필요하다고 생각하기 때문이다. 하지만 오늘만큼은 다르다. 오늘은 채우지 않으면 낙오자가 될지 모른다는 무언의 중압감도 있었다. 그래, 달려보는 거다!

처음 2km는 예열로 속도가 느렸지만, 3km부터 끝까지 페이스를 4분대로 유지했다.

28km쯤 되니 자아내면의 나가 일어나서 말을 걸어왔다. "주인님, 조금 힘든데 이 속도로 계속 뛰실 거예요?"

"100바퀴를 이 속도로 밀면 좋겠어. 정말 힘들면 명상런 모드로 바꿀 테니 알려줘."

"조금 버거워도 참고 있을게요, 주인님."

이렇게 뛰다가 35km가 되니 종아리근육이 묵직해졌다. 여기서 속도를 올리면 바로 근육 경련이 온다. 힘은 들지만 경쾌한 런을 유지하려고 했다. 37km부터는 명상런 모드로 전환했다. 그렇지 않으면 자아가 큰 반항을 일으킬지 모른다. 하지만 속도가 줄어들지 않은 상태에서 명상런에 빠져들기가 쉽지가 않았다. 워치의 페이스를 보면서 페이스를 유지한 채 명상런을 하는 것이 쉽지 않다는 것을 깨닫게 되었다.

마라톤 대회 같은 재미난 트랙 100바퀴40km를 신명 나게 완성했다.

# fun런과 fun수영이 왜 필요한가?

주위에 달리기와 수영을 하는 사람 중에 'fun런', 'fun수영'이라고 표현하는 걸 들어 본 적이 없다. 물론 달리기하면서 '러너스 하이'를 느끼며 달리는 러너도 많이 있다. 하지만 달리기나 수영을 다 하고 나서야 "역시 운동하고 나니 몸도 가벼워지고 기분이 좋아져."라는 말을 자주 듣는다. 같은 시간에 달리고 수영을 하지만 개인마다 느끼는 감정의 차이가 큰 것 같다. 달리기와 수영하는 과정에서도 더 많이 즐길 수 있다면 금상첨화일 것이다. 친하게 지내는 철인동호회 동생은 얼마 전까지만 해도 달리는 것이 고통이라고 했다. 하지만 나와 함께 달리면서 자신만의 편안한 보폭과 속도를 알아야 달리면서 즐길 수 있다는 것을 알게 되었다. 또한 약하게라도 롤링<sup>발구르기</sup>할 줄 알아야 경쾌함이 달리기에 배어 나오는 것도 강조했다. 달리기 롤링 할 때 유의해야 하는 것이 하나 있다. 절대 위로 높이 뛰면 안 된다. 부상의 위험이 있으니, 앞으로 낮게 뛰면서 롤링해야 한다.

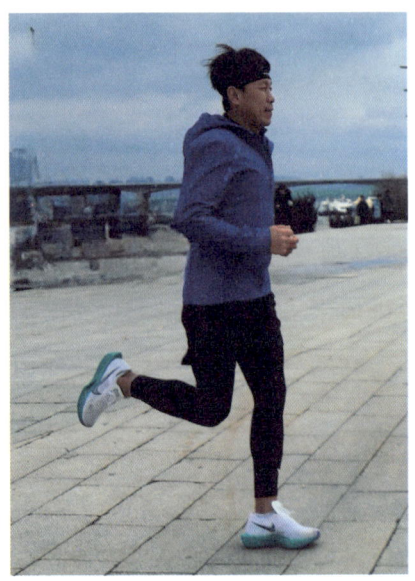

롤링하는 모습

뛰면서 '툭, 툭, 툭' 경쾌함을 느낄 수 있다면, 이제는 'fun런'이 가능해진 것이다. 롤링은 억지로 배우려고 한다고 배울 수 있는 게 아니다. 최소 1년 이상 뛰다 보면 자연스럽게 롤링을 알게 된다. 그리고 천천히 달리면 롤링이 되지 않고 롤링할 필요가 없다. 단거리 선수는 빠르게 달리려면 자연스럽게 롤링하게 된다. 마라톤을 3시간 30분 언저리에 뛰는 러너는 롤링의 맛을 안다고 할 수 있다. 롤링은 종아리근육, 허벅지근육, 햄스트링이 단련된 러너가 할 수 있는 기술이다. 롤링을 크게 하면 달리기 속도가 빨라진다. 속도가 빨라지면 종아리근육과 햄스트링을 많이 쓰고 있는 것을 느끼게 된다. 제 속도보다 빠르게 달리려고 롤링을 크게 하면 종아리근육과 햄스트링에 쥐가 오게 된다. 롤링하려면 종아리근육이 우선 발달해야 한다. 종아리근육을 단련하는 데 시간이 걸리기 때문에 달릴 때 롤링한다는 느낌보다 무릎이 잽을 하듯 툭툭 던지듯 앞으로 보내면서 경쾌함을 느끼는 게 더 필요하다. 이 동생은 지난주 챌린지 마라톤에서 3시간 26분이라는 좋은 기록으로 들어왔다. "이제 달리기를 알 것 같다."라고 한다. 마라톤 대회에서 30km 전후에 최소 한 번은 힘들 때가 온다. 32km까지는 'fun런'으로 시간 벌어 두기를 하고, 그 이후 나머지 10km는 명상런으로 힘든 구간을 이겨내면 좋은 기록도 만끽할 수 있다.

그렇다면 수영은 어떻게 'fun수영'을 할 수 있을까? 2024년 1월, 캐나다 BC주 새니치 수영대회에서 99세의 브뤼셀<sup>1924년생</sup>이 출전해서 에이지그룹<sub>출생 연도 구분으로 100~104세에 참가</sub>에서 3개의 세계 기록을 경신했다. 400m 자유형 종목에서 4분가량 단축한 데 이어 50m 배영, 50m 평영에서도 세계 기록을 경신했다. 브뤼셀은 일주일에 두 번 이상 꾸준히 연습을 하며, "물속에서 미끄러지는 느낌이 정말 좋다. 수영하는 동안 모든 걱정을 잊게 되고, 그러면 기분이 더욱 좋아진다."라고 말했다. 브뤼셀은 물속 미끄러지는 느낌을 좋아하는데, 이 느낌은 롤링하고 글라이딩을 길게 했을 때 나오는 느낌이다.

롤링은 몸통을 거의 90도로 세우는 동작이고, 롤링이 되었을 때 한 팔이 물을 당김과 동시에 다른 한 팔을 앞으로 길게 뻗는 것이 글라이딩 동작이다. 롤링하고 글라이딩을 길게 할 때 'fun수영'을 할 수 있게 된다. fun런, fun수영을 하려면 둘 다 롤링을 할 줄 알아야 한다.

달리기의 롤링은 편안함과 경쾌함을 주고, 수영의 롤링은 긴 글라이딩을 하면서 하늘을 나는 듯한 짜릿함과 휴식을 선사한다.

fun런, fun수영으로 즐겁게 100세까지 이어가고 싶다!

# 몰입과 달리기

　몰입은 자신의 에너지와 시간을 중요하다고 생각하는 한 가지에 쏟아붓는 것이다. 그 한 가지에 흠뻑 빠져, 가지고 있던 근심거리를 잊고 시간의 흐름도 잊는다. 오로지 그 한 가지만 존재하고 나의 의식도 일시적으로 사라진다.

　나의 의식은 자아의식, 자의식 또는 지각이라고도 한다. 이 의식이 사라지고 운동 또는 일에만 집중할 수 있다. 그래서 몰입을 하면 긍정적인 감정은 더 강렬해지고 부정적인 감정은 사라져 스트레스를 잊게 된다. 기록을 경신하기 위한 운동이나 까다로운 일을 해 내기 위해 모든 정신을 집중할 때 언제든 몰입을 할 수 있다. 하지만 모든 사람이 몰입을 쉽게 하는 것은 아니다. 몰입을 하기 힘든 유형도 있다. 긍정 심리학자 칙센트미하이는 긍정적인 노력형은 몰입에 도움이 되지만, 자기비판형은 몰입 경험을 매우 어렵게 만든다고 했다. 몰입을 경험하면 또다시 몰입할 수 있는 일을 찾아서 하려는 욕구가 강해진다고 한다. 본질적인 의욕은 기량을 더 향상시키겠다는 욕구로 이어지고 자연적으로 자신의 재능이 발굴되고 자신감도 커진다. 긍정적인 순환이 일어나는 것이다.

　운동 중에서 달리기가 몰입을 쉽게 할 수 있는 종목이다. 문제가 풀리지 않을 때나 머리가 복잡할 때 30분 이상 뛰고 나면 무겁던 머리가 맑아지고 쾌감을 느낄 수 있다. 해결해야 하는 문제가 달리는 동안 무의식이 작동하다가 달리기를 멈추고 나면 번뜩 해결책을 의식에 떠올려 주기도 한다.

달리기할 때 베타엔돌핀이 분비되어 기분이 좋아지는 '러너스 하이'가 있다. 러너스 하이는 '뇌의 화학적인 변화'로 희열을 느낀다. 반면 몰입은 전전두피질의 활동이 감소하고 편도체가 안정화 상태가 된다. '뇌의 오케스트라 지휘자'인 전전두피질은 기억과 주의 집중은 작동하고, 생각하고 의미를 깨우치는 활동이 감소토록 한다. '화재경보기'인 편도체는 감정을 처리하고 위험을 감지하는 본연의 기능을 멈추고 안정화 상태가 된다. 전전두피질이 기억과 집중만 작동하게 하며 편도체가 뇌를 안정된 상태로 만드는 것이다. 먹고 자고 화내는 등 본능적 욕구가 사라지는 안정화 상태가 되어 몰입은 뇌가 불활성화해서 현재 상황에 더욱 집중하게 만든다.

달릴 때 개인 기록을 경신하려는 욕구, 경쟁 상대와의 비교 우위, 소속 단체의 소속감, 외적 보상을 상상할 때 몰입이 된다. 즉, 의욕이 있어야 몰입이 된다.

달리기하면서 경험한 몰입은 달리기 수준을 끌어올린다. 몰입 경험은 다시 개인 기록을 계속 갈아 치우는 경험을 하게 된다. 몰입은 일종의 습관이고, 습관이 된 몰입은 관성적으로 행해진다. 몰입은 자존감처럼 천천히 자라나고 단단해진다.

# 하프 마라톤,
# 후반부가 강해야 제대로 즐긴다

마라톤은 후반부가 좋으면 인생 반전과 같은 매력을 느낀다.

케냐 마라톤 선수 켈빈 킵툼은 2023년 10월 8일 시카고 마라톤 대회에서 2시간 35초를 기록하여 마라톤 세계 신기록을 깼다. 그는 풀코스의 하프 지점을 1시간 48초에 통과했다. 하프 통과 시간을 두 배로 늘려 계산해서 풀코스 기록이 된다고 했을 때 2시간 1분 36초가 된다. 하지만 후반이 강한 킵툼은 후반부를 59분 47초에 달렸다.

그는 전반부보다 1분 1초 더 빨리 달리면서 후반부에 더욱 집중하여 세계 기록을 경신했다.

나도 후반부를 더 빠르게 달리는 경험을 2년 연속해 보았다.

| 서울 레이스 | 2023년 | 2024년 |
|---|---|---|
| 10km | 4'44" | 4'45" |
| 11.1km | 4'34" | 4'33" |
| 평균 페이스 | 4'39" | 4'39" |

2023년 10월 서울 레이스 하프 마라톤 대회에서였다. 첫 10km 평균 페이스를 4분 44초로 달렸다. 남은 11.1km는 평균 페이스 4분 34초로 달려

서 하프 전체의 평균 페이스는 4분 39초를 기록했다. 하프 대회라 해도 후반부로 갈수록 힘이 들어 호흡이 거칠어지는 선수들이 있었다. 나는 에너지 분배에 신경 썼다. 전반부에 모두 쓰지 않고, 후반부까지 배분해 가면서 달렸다. 후반부에서 앞서가던 선수들을 한 명씩 제치는 게 흥미진진했다.

2024년 10월, 작년과 동일한 대회에 참가했다. 철인동호회 동생이 페이스 메이커를 해 달라는 부탁에 그렇게 하겠다고 대답했다. 나는 전략을 공유했고, 그렇게 함께 하자고 했다. "첫 10km는 4'40"~4'50"로 달리다가, 11km부터 천천히 속도를 올리는 전략이니 그렇게 함께 달리자." 아침 8시에 출발 총성과 함께 달렸다. 출발하자마자 오른쪽 무대 위에 서울시장이 미소 지으며 응원하는 모습도 보인다. 같이 미소를 짓다가도 이내 달리기에 집중했다. 1km를 지나니 청와대가 앞에 보이는데 오르막길이었다.

천천히 올랐다. 오르막에 힘차게 달리다간 종아리근육에 경련이 올 수가 있기 때문이다. 2km째 페이스가 5'01"로 떨어졌지만, 나머지 구간에 만회해야 했다.

작년보다 페이스가 전반 10km 페이스가 1초 늦추고, 후반 11km 페이스를 1초 빠르게 달렸다. 역시나 후반부에서 앞서가던 선수들을 한 명씩 제치는 재미는 짜릿했다. 1시간 37분에 달리기를 마쳤다. 서울시청에서 출발해서 청와대를 지나 서울 도심을 달리는 내내 '러너가 이 세상 주인공이었다.'

# 마라톤 서브330 세 번 연속의 가치와 의미

**1. 서울 마라톤 2023에서 첫 서브330을 하다!**

2019년 2월 철인3종 입문하면서 달리기를 시작했다. 어릴 때부터 달리기는 항상 꼴찌를 도맡아 했기 때문에 수영, 사이클, 달리기 3종 중에서 달리기에 대한 부담이 가장 컸다.

2019년 3월 '동아 마라톤'이라고도 불리는 서울 마라톤에서 10km 대회에 참가했다. 놀랍게도 48분이라는 기록으로 들어왔다! 달리기를 못 한다는 것이 이제는 변명처럼 들리는 순간이었다. 10km 완주했던 경험을 바탕으로 점차 달리는 거리를 늘려 나갔다. 같은 해 달리기에 입문한 친형이 12월에 풀코스 마라톤 대회에 참가하자고 연락이 왔다. 우리 형제는 훈련 및 경험 부족으로 서브4<sup>4시간 이내 완주</sup>를 하지 못했다. 달리기는 아주 정직한 종목답게 쉽게 서브4를 허락하지 않았다. 자신감이 승천하는 나를 가볍게 쓰러뜨렸다. 나는 4시간 10분대, 친형은 4시간 40분대!

2020년부터 코로나가 창궐해서 홈트가 유행했다. 나는 집에 갇혀 있는 걸 싫어해서 마스크를 착용하고 서울식물원을 매주 한 번씩 10km를 달렸다. 코로나로 사회가 폐쇄되었지만, 시간은 이전과 똑같이 빠르게 흘러갔다.

2021년 11월 '비접촉' 손기정 마라톤에서, 혼자 달리고 또 달리고 그렇게 서브4를 했다.

서울식물원에 보급대를 설치하고 34바퀴를 외로이 달렸다. 그날따라 달리는 동안 바람이 많이 불어 세워둔 자전거도 넘어지고 더욱 외로웠다.

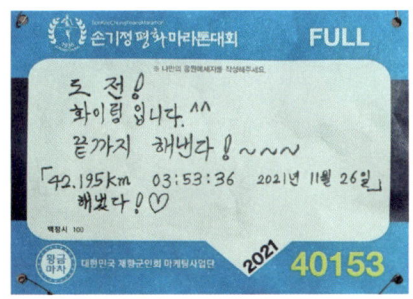

혼자 달려서 첫 서브4

2022년 3월 서울 마라톤 대회도 무심하게 열리지 않고, 그렇게 공식 대회가 없이 다시 일 년이 흘렀다. 다행히 2022년 10월 춘천 마라톤과 11월 JTBC 마라톤은 대회가 취소되지 않았다. 둘 다 참가해서 3시간 34분, 3시간 31분에 완주를 했다. 시간이 흘러갔고 실력도 다져져 갔다. 조금만 더 훈련하면 서브330을 할 수 있을 것 같았다. 2022년 12월에 2023년 버킷리스트에 세 개를 담았다.

1월 10km 울트라 수영 완주
3월 서울 마라톤 서브330
12월 책 출간하기

2022년 말부터 새해 서울 마라톤 버킷리스트를 이루기 위해 3개월 동안 매주 달렸다.

2023년 3월 서울 마라톤 대회 날이 밝았다. 출발 총성과 함께 수천 명의 러너들이 앞으로 달려 나갔다. 29km까지는 큰 어려움 없이 그럭저럭 잘 달렸으나, 30km 지점에서는 하체 근육이 무거워지고 집중력도 떨어졌다. 38km까지 정신력으로 밀었다. 속도가 줄어들 때, 정신력으로 속도를 끌어 올리면 힘들기도 하고 약간 괴롭기도 했다. 39km에서 남은 4km는 정신력 으로 되지 않아 명상하면서 달렸다. 힘들어 울 것 같았지만, 결승선을 통과 하고 발걸음을 멈추니 진한 도파민이 몸 전체를 휘감는다. "3시간 25분 9 초! 드디어 서브330을 해냈다!"

이 성취감이 나를 계속 뛰게 하는구나! 2024년 3월 서울 마라톤 목표는 '3시간 24분 11초'이다. 이미 달성한 10km 울트라 수영 완주 기록이 3시간 24분 12초이기 때문이다. 우리는 부지불식간에 주위 사람들과 경쟁하고 비교를 하는 경향이 있다. 비교는 성장보다는 갈등을 만드는 경우가 많아 서 비교하는 순간 불행해지곤 한다. 그래서 나는 타인이 아닌 나 자신의 기 록과 경쟁을 한다. 최대한 무리하지 않으면서 재미있게 경쟁하려고 한다. '10km 울트라 수영'과 '마라톤'은 경과 시간이 비슷하고 성취감의 깊이도 비슷하다. 다음번에는 내가 좋아하는 수영을 이겨보고 싶다.

## 2. JTBC 마라톤 2023에서 두 번째 서브330을 하다

2023년 3월 서울 마라톤 3시간 25분에 피니시하며 첫 서브330을 했다.

2023년 11월 5일 JTBC 마라톤은 3시간 27분을 하며 서브330을 이어갈 수 있게 되었다!

목표는 3시간 24분이었는데 이루지 못한 것에 대한 아쉬움은 없다. 힘들기 시작하는 33km 지점부터 속도가 떨어졌지만, 끝까지 밀고 나간 나 자신이 고마울 따름이다. 그리고 힘이 빠지기 시작하는 29km 지점에 응원하러 온 동호회 동생이 준 꿀물을 마시며 꼭 서브330은 하리라 다짐도 했었다. 메이저 마라톤 대회는 기록 순으로 달리는데, 3시간 25분 기록을 제출했는데 가장 선두인 A그룹에 편성되었다. A그룹 참가자는 역시 빨랐다. 대부분 러너가 앞으로 갈 수 있게 길을 내줘야 했다. 그럼에도 하프까지는 부지런히 잘 달렸다. 혹시 후반부에 속도가 떨어질 걸 대비해서 쉬지 않고 4분 40초 페이스 이내로 달렸다. 하프 지점을 지나니 비가 내리기 시작했다. 주로 위에 고인 물도 피해 가야 했고, 나는 느끼지 못한 맞바람이 불었다고 한다. 2024년 3월 서울 마라톤은 얼마로 달려야 하지? JTBC 마라톤을 달리면서 그리고 매번 마라톤을 달릴 때 떠올리는 생각을 떨칠 수 없다. '마라톤이 힘들다고 하면서 나는 왜 계속하는 걸까?' '마라톤은 내가 가장 좋아하는 음식인 '마라'탕의 글자와 닮아 있어서일까? 중독성이 있음을 부인할 수 없다!

### 3. 서울 마라톤 2024, 세 번째 서브330 이어간다

서울 마라톤이 일주일 남았다. 며칠째 목 코감기가 물러가지 않는다. 보통 감기가 오면 레모나씨를 약 대신 먹는데, 이번에는 안 먹어서일까? 껌딱지처럼 붙어서 잘 떨어지지 않는다. 아무래도 레모나씨를 사 먹어야겠다.

오늘 아침에 역발상을 해봤다. 뛰며 호흡하다 보면 불편한 목과 코가 정상으로 돌아오지 않을까? 아침 7시 30분에 철인동호회 회원들과 서울식물원에서 10km를 달렸다. 몸이 엄청 무거웠다. 그리고 코를 풀면서 목에 막힌 것을 뱉으면서 뛰었다. 10km만 달리므로 5km까지는 천천히 달리다가, 5~10km는 빌드업을 했다. 44분 22초. 아주 빠르지도 않은 착실하게 뛴 속도다.

다음 주 서울 마라톤 끝나고 뒤풀이가 있다길래 대답했다. "서브330 못 하면 뒤풀이 참석하지 않을 거야!" 배수진의 효과를 믿었다. 일주일에 한 번 뛰어 훈련량은 부족하지만, 일주일밖에 남지 않아 더 이상의 훈련도 연습도 없었다. 다만 대회 당일에 적은 훈련량을 극복할 컨디션과 강한 지구력만 기다릴 따름이다.

2024년 3월 17일, 국내 최대 규모의 서울 마라톤에 참여했다. 마라톤은 18,000명, 10km는 20,000명이 참가했다. 외국인도 3,000명이 참가했으니, 대회의 인기를 실감할 수 있었다. 2040세대가 마라톤에 62%, 10km에 90% 구성비인 걸 보면, 그만큼 달리기 나이가 낮아지고 있다. 10km 참가자의 대다수는 1~3년 후에 마라톤으로 흡수될 거라 예상한다. 마라톤 나이가 또다시 낮아질 거라는 것이다.

나는 서울 마라톤은 작년에 처음 참가하고 오늘이 두 번째다. 작년과 같이 3시간 25분을 달렸다. 목표는 3시간 24분으로 1분 당기는 거였는데, 최선을 다했다고 생각하니 그렇게 아쉽지도 않다. 무엇보다도 서브 330<sup>3시간 30분 이내 완주</sup>을 세 번째로 했고 연속적으로 할 수 있었다는 것이 의미가 컸다.

일주일 넘게 목 코감기로 고생하다가 어제부터 몸이 원래대로 회복이 되었다. 가뜩이나 달리기를 일주일에 한 번만 달려 훈련량이 턱없이 부족해서, 컨디션이 난조이면 서브330은 물 건너간 거였다. 서브330은 마라톤 기록에서 상징성이 있다. 그리고 세 번 연속할 수 있었음에 고마울 뿐이다. 작년 2023 JTBC 마라톤은 A그룹이었는데, 올해 2024 서울 마라톤은 실력 있는 러너가 많아져서 B그룹을 배정받아 출발했다. 최대한 무리하지 않고 다리에 쥐만 내리지 않기를 기도했다. 다행히 완주하고 나서도 컨디션이 나쁘지 않았다. 미래에 발생하는 것을 미리 안다면 나는 오늘 목표 3시간 24분을 달성하기 위해 죽기 살기로 달렸을 거다.

기록 포토 존에서 사진을 찍으려고 줄 서서 기다리는데, 어려운 상황에서 잘 뛰어준 나 자신이 고마워 살짝 찡했다. '끝까지 믿고 잘 달려줘서 고마워.'

운동을 무리하지 않게 오래 하는 것을 철칙으로 해서 내년 서울 마라톤에 서브330을 이어갈 수 있을지 예단할 수 없다. 하지만 이미 마라톤 세계에서는 '서브330 주자'라는 호칭을 듣게 되었다. 서브3의 위대함에는 못 미치지만, 서브330은 이미 건강, 낭만, 성취감, 미련 없는 추억, 버킷리스트 달성 등의 많은 의미와 가치를 가진다.

건강과 즐거움을 위한 달리기! 달리는 동안에도 즐길 수 있는 달리기가 낭만적이고 멋스럽다!

# 서울 마라톤,
# 화장실로 낭패를 보지 않으려면

2025년 3월 16일 서울 마라톤. 비가 흩뿌리는 추운 날씨에도 잘 뛰었다.

오늘 마라톤 기록은 3시간 30분 57초.

추우니 땀 배출이 적고, 대신 화장실을 두 번이나 다녀와야 했다. 화장실을 가지 않았다면 13km에서 3분과 23km에서 1분을 아낄 수 있었겠지만, 화장실을 안 간다는 건 나에게 있을 수 없는 일이다. 한 번만 가도록 전략을 짜고, 줄 짧은 곳에 가도록 전술을 짜야 했었다. 첫 번째 화장실을 갔다 나오면서 애초 목표였던 3시간 24분은 '이미 물 건너갔다.'라고 짐작했다.

'훈련은 적었지만, 서브330은 해야 하지 않겠어.'라고 마음을 다잡고 다시 달렸다. 마지막 4km는 쥐어짜며 달렸다. 41km는 3분 40초로 폭풍처럼 달렸다. 후회나 미련을 남기고 싶지 않았다. 화장실에 멈춘 것 말고는 쉬지 않고 3시간 30분을 달렸다. 오늘 마라톤을 하면서 깨달은 것은 사소한 것도 간과해서는 안 된다는 것이다. 오늘같이 추운 날씨에 맞는 전략이 필요했다. 특히 화장실 전략이 그러했다. 대회 당일에는 물을 적게 마셔야 하고 화장실도 어떻게 갈지도 생각해 두어야 한다. 화장실 적게 가는 것도 실력이다. 화장실 줄 짧은 곳을 아는 것도 실력이다. 나처럼 화장실을 자주 가는 사람은 두 가지 전략을 알아 두면 도움이 된다.

1. 대회 전날은 이온 음료 1.5리터를 마시는 등 충분히 수분 섭취를 한다. 하지만 대회 당일은 물을 최대한 마시지 않아야 한다. 5km마다 설치된 보급대에서 물을 마실 수 있다. 날씨가 추워서 땀을 적게 흘릴 때는 보급대에서 물이나 이온 음료도 적게 마셔야 한다.

2. 서울 마라톤은 출발해서 주로에 화장실 배치가 아주 드물다가 22km가 넘어가면서 간이 화장실이 조금씩 보인다. 유의해야 할 것이 있다. 간이 화장실에 1~2명 줄 서 있는 걸 보고서 시간을 아끼겠다고 근처 주유소 화장실을 가면 안 된다. 일반적으로 주유소 화장실은 후미진 곳에 있기 때문에 오가는 데 걸리는 시간이 많이 든다. 그리고 사람들 생각이 비슷하다. '주유소 화장실이 멀리 떨어져 있으니 가는 사람이 없을 것이다.'라고. 내가 그렇게 생각했고, 그렇게 하다가 3분이라는 시간을 허비했다. 조금 기다리더라도 주로에 있는 간이 화장실을 이용해야 한다. 간이 화장실은 1분이면 된다. 22km까지 잘 참고 달려보자. 마라톤은 분명 기록이 중요한 스포츠가 맞다. 하지만 기록에만 매몰된 채 그 이외의 것들을 무시하거나 알아차리지 못하는 것은 자기 자신의 생각의 폭을 좁게 만든다. 대회 기록과 즐길 줄 아는 여유, 두 마리 토끼를 잡을 수 있으면 더욱 좋지 않을까. 마라톤은 기록이 전부가 되어서는 안 된다. 하지만 불필요하게 시간을 낭비하지 않는 지혜가 필요한 것이다.

# 수제자들과 기록과 추억을 만드는 달리기 대회!

2024년 2월, 챌린지 레이스 마라톤에 페이스 메이커로 30km 달렸다.

달리기 제1 수제자이자 철인동호회 동생이 그토록 바라던 서브330을 돕기 위해서였다. 결과적으로 함께 못 뛰게 된 사연이 있었지만, 내가 30km 달리는 동안 동생은 쭉 앞에서 달렸기 때문에 기록이 잘 나오는 것에 한 치의 의심조차 없었다. 내가 전수한 페이스 조절, fun런, 명상런을 모두 적용하여 좋은 결과를 이루었다.

동생은 3시간 26분 54초로 달렸다. 내 기록 3시간 25분 9초와도 1분대밖에 차이가 나지 않게 되었다. 3주 후에 있는 서울 마라톤 대회에도 동생과 같이 출발했다. 내가 중간에 화장실을 들르면서 한동안 이산가족이 되었다. 2km도 남지 않은 구간에 재회했다. 동지애를 발휘하며 초까지 같은 기록으로 들어왔다. '3시간 25분 52초! 청출어람!'

나는 마라톤을 하는 러너 중 정말 적게 달리는 편이다. 월평균 100km를 달리지 않는다. 마라톤 기록에 큰 욕심이 없다고 표현하는 것이 맞겠다. 부상이 오지 않도록 많이 달리지 않는다. 부상 없는 러닝이 최고다! 하지만 너무 적게 달려서 대회에서 더 힘든 건 어쩔 수 없다.

2025년 2월, 동계 국제 마라톤 대회에서 달리기 제2 수제자와 함께 32km 대회를 뛰었다. 5분 16초 페이스로 함께 들어왔다.

제2 수제자와 달리는 모습

2021년 1월부터 두 번째 수제자와 세 번째 수제자와 함께 매주 1번은 함께 달렸다. 5km를 달리는데 힘들어했는데, 달린 지 4년도 채 되지 않아 2024년 춘천 마라톤 대회에 3시간 50분을 달려 서브4를 했다. 현재 발전 속도라면 2025년 춘천 마라톤에 3시간 47분을 달렸다. 2026년 서울 마라톤 대회에서 3시간 30분대 기록이 헛된 꿈이 아니라고 본다. 달리기는 그렇다. 기본자세를 몸에 지니고 있으면 시간이 지나면 실력은 늘게 되어 있다. 그리고 지구력을 연마하려면 차근차근 자신을 믿는 횟수도 쌓아가야 한다.

# 2장

# 물에 몸을 띄우면,
# 수영

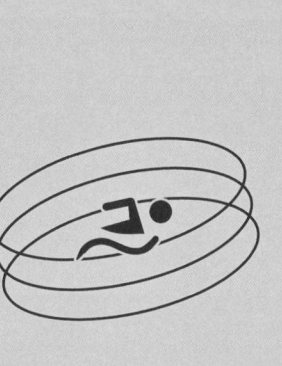

# 고개를 들고 오리발 발차기가 안 된다면

수영이 배우기에 진입장벽이 높은지를 문득 생각하게 되었다. 수영은 일반적으로 알고 있는 접영, 배영, 평영, 자유형 이외에도 턴, 입수, 오리발, 스노클, 헤드업<sup>앞 보기</sup> 등 배울 게 많은 스포츠임이 분명하다. 또한 자유형 하나라도 초보 딱지를 떼는 데에도 3개월은 걸리는 것 같다. 따라서 수영은 진입장벽이 높은 종목이다. 아이러니하게도 조금 할 줄 알면 빠르게 자만하게 되는 종목이 수영이 아닐까 싶다. 철인3종에서 수영이 가장 중요한데도, 수영 연습 시간을 가장 적게 할애하는 사람들이 의외로 많다. 사고가 나면 생명과 직결되기 때문에 차분하게 그리고 꾸준히 배워서 자신감을 넘어서 겸손함을 갖추는 경지까지 배움의 자세로 임하는 것이 좋겠다.

일전에 독자에게서 연락이 왔다.

"킥판 없이 팔을 뻗고 고개를 물 밖으로 내민 채 오리발로만 발차기해서 가면, 머리가 가라앉고 오리발이 눌러지지 않아요."

"머리를 박고는 오리발 발차기가 되는데, 고개를 드는 게 힘들고, 고개를 들 때면 오리발이 바닥 쪽으로 안 내려갑니다."

"아무리 오리발로 처음 발차기를 해 보지만, 저 혼자만 잘되지 않아요. 이제껏 수영반의 선두에서 수영하는데 오리발 발차기는 반에서 꼴찌예요."

나는 대답을 했다. "고개를 들어 오리발 발차기를 하려면 몸의 유연성을 키워야 합니다. 몸이 유연하지 못하기 때문에 더욱더 유선형 자세 스트레칭을 많이 해야 합니다. 그리고 수업 시간 외에 오리발 연습을 더 해서 오리발에 익숙해져야 합니다."

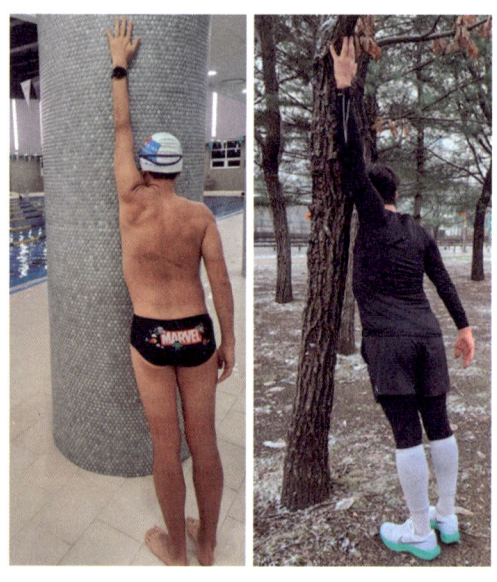

기둥에서 스트림라인 스트레칭    나무에서 스트림라인 스트레칭

"스트림라인 스트레칭하는 방법은 '배쏙가위목위'<small>배를 쏙 집어넣고 가슴과 목을 위로 끌</small><small>어올리는 자세</small>로 기둥이나 나무에 한쪽 팔씩 번갈아 가며 최대한 위로 일직선으로 뻗어 '어깨 관절 회전 반경'을 늘려 줍니다. 몸을 더 앞으로 가게 해서 어깨를 더 깊게 스트레칭할 수 있는 '나무에서 스트림라인 스트레칭'이 효과가 더 큽니다. 스트림라인 스트레칭은 최대한 위로 끌어올려서 척추 관절이 펴집니다."

독자는 다시 질문했다. "그런데 왜 고개 들고 오리발 발차기를 시키는 건 가요?"

내가 독자의 수영 강사가 아니어서 단정 지어 답할 수 없었지만, 나름의 해석으로 답변했다. "몸의 유연성을 키우게 하려는 것 같아요. 몸이 유연하면 헤드업<sub>앞 보기</sub>을 편하게 할 수 있습니다. 수영장에서 앞에서 오는 사람과 안 부딪치고 추월할 때도 헤드업을 할 수 있어야 합니다. 헤드업을 하지 않으면 반대편에서 오는 사람을 볼 수가 없어서 위험을 회피할 수가 없습니다." 스포츠를 잘하려면 유연성이 가장 중요한 것 같다. 그다음이 지구력이다. 유연성 좋은 사람은 민첩할 가능성이 높다. 운동 지구력이 좋은 사람은 속도가 빨라지고, 순간적 힘$VO_2Max$도 높아진다.

# 수영할 때 물에 잘 뜨지 않으면

수영과 달리기에 관심이 많은 독자에게서 연락이 왔다.

"수영 강습을 받는데도 호흡도 잘되지 않고 힘이 들어서 오래 할 수가 없어요."

2025년 4월 27일 수영장에서 직접 만났다. 눈으로 보고 도움을 주고 싶어서였다. 자유형 하는 모습을 물 밖에서 자세히 봤다. 팔을 11자로 글라이딩을 하는지, 롤링을 잘하는지, 발 모양을 다이아몬드로 하는지를 봤다. 대체로 자세가 좋았다. 잘하면서 괜히 엄살 부리는 걸까? 물속에서 다시 자세를 살펴보았다. 물속에서 보니 조금만 개선하면 힘들이지 않고 수영할 수 있는 것들이 보였다.

## 1. 하체가 조금 가라앉은 채 수영을 했다

하체 띄우기를 위해 스트림라인을 만들라고 했다. 스트림라인 자세는 몸 전체를 수면에 띄우고 일직선으로 만들어준다. 스트림라인을 만들지 못하면 하체가 가라앉기 쉽다. 스트림라인을 만드는 방법은 '배쏙가위목위'<sup>신세검</sup> 사 키 재기 할 때 키를 높이기 위해 배를 쏙 집어넣고 가슴과 목을 위로 끌어올리는 자세를 하면 된다. 스트림라인 스트레칭 하는 방법은 '배쏙가위목위' 자세로 벽이나 나무에 한쪽 팔씩 번갈아 가며 최대한 위로 일직선으로 뻗어 '어깨 관절 회전 반경'을 늘려 준다. '스트림라인 스트레칭' 사진은 앞의 「고개를 들고 오리발 발차기가 안 된다면」에서 확인할 수 있다.

스트림라인 자세는 배에 힘을 주고 가슴과 목을 최대한 위로 끌어올려서 척추 관절이 펴지는 자세이다. 스트림라인이 되면 몸이 통나무 안에서 수영하는 느낌으로 불필요한 동작이 없어지고 최대한 일직선으로 수영할 수 있다. 수영을 일직선으로 하면 군더더기 없이 앞으로 뻗어가는 수영을 하게 되어 효율이 좋아져 같은 힘으로 더 빠른 속도로 수영할 수 있다. 공간이 허락하는 곳에서 스트림라인 스트레칭을 자주 하면 자유형 하체 띄우기에 도움이 많이 되고, 덤으로 복근 운동도 할 수 있다.

### 2. 오른팔을 15도 글라이딩 후 바로 캐치<sup>물잡기</sup>하고 물을 당겼다

30도를 더 떨어뜨린 후 45도가 되면 물 당기기를 하라고 했다. 급하게 물을 당기면 어깨 부상이 생기기 십상이다. 우리가 물건을 들 때도 몸에 붙여서 들듯이, 팔 젓기도 몸에 가까이 왔을 때 물을 당기면 부상이 오지 않게 된다.

### 3. 양쪽 무릎이 벌어져서 발차기했다

무릎을 조금 더 붙여서 발차기하라고 했다. 무릎이 가능한 한 적게 벌어져야 물 저항을 적게 받는다. 8자 부이를 무릎 바로 위에 끼고 발차기를 연습하게 했다. 힘들다고 했다. 힘들지만 연습할수록 자세가 정교해지고 예쁘게 된다.

# 수영하면서 어깨 다치지 않으려면

2022년 8월 13일이었다. 나는 자유형으로 200m를 갔을까, 왼쪽 어깨가 찌릿하게 아팠다. 멈출까 하다가 안 아프게 수영하는 방법이 없을까를 생각했다. 천천히 팔을 젓고, 약하게 발차기하며 물속에서 곰곰이 방법을 생각했다. 방법을 고민하니 답이 떠올랐다.

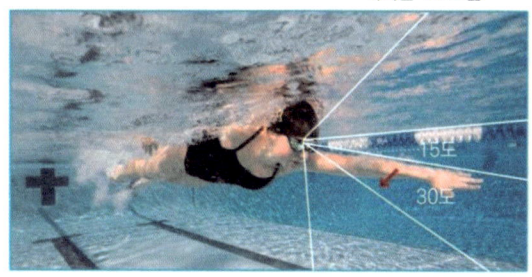

머리는 45도 듦

기준선

글라이딩은
15도가 좋다

기준선에서 90도    캐치(물 잡기)를 45도에서 시
작하면 어깨를 다치지 않는다

『요요를 속이는 기적의 다이어트법』, 153쪽

팔의 각도를 조절해 글라이딩<sup>한 쪽 팔을 앞으로 쭉 미는 동작</sup>과 캐치<sup>물잡기</sup>를 하면서 어깨가 아프지 않은 각도를 찾았다. 캐치를 45도에서 시작하면 어깨를 다치지 않는다.

먼저 글라이딩할 때 팔을 수면에서 15도가량 아래쪽으로 뻗어야 한다. 수면0도과 가깝게 팔을 뻗으면 캐치 동작으로 넘어갈 때 시간이 부족해서 급하게 캐치하게 되어 어깨에 부하가 더 걸려 아프게 된다. 글라이딩을 15도만큼 아래로 하면, 팔이 몸쪽에 그만큼 가까이에 위치하기 때문에 다음 동작으로 부드럽고 더 짧은 시간에 넘어갈 수 있다. 잠시 멈추었다가 '캐치'로 가는 불필요한 동작을 하지 않아도 되고, 팔동작이 자연스럽고 매끄럽게 이뤄진다.

그다음 15도로 글라이딩한 왼팔이 바로 물을 잡지캐치 않고, 30도 추가로 떨어뜨린 후 당기기풀를 하니 어깨가 아프지 않았다. 서둘러 물을 당겨서 어깨에 부하가 걸리는 것은 우리가 일상에서 물건을 들 때 몸에서 멀리 있는 상태로 들면 어깨를 다치는 것과 같은 원리인 것을 알게 되었다.

2023년 8월 초, 나는 자유형을 2.5km 하고 나니 이번엔 오른쪽 어깨가 찌릿 아팠다. 왜 그럴까. 다시 분석하고 자세 교정에 들어갔다. 오른팔을 글라이딩하면서 몸이 롤링팔 젓기를 할 때 몸통을 약 90도로 회전이 잘되고 있는지와 롤링 후 오른팔이 수면에서 45도 떨어진 후 물을 잡고서 당겼는지를 분석했다. 일부러 과장되게 롤링해 보기도 하고, 오른팔이 물 아래로 45도 가라앉았다는 느낌이 확연히 올 때 물을 당겨 보았다. 확실히 어깨 아픈 것이 줄어들었다. 하지만 완벽하게 자세 교정을 하기에는 부족할 수 있다는 생각이 들었다. 내가 내 자세를 볼 수 없기 때문이다. 이제는 내 자세를 보면서 교정하고 싶었다. 머리를 45도로 들어서 자세 교정을 했다.

'네 번의 스트로크에 한 번 호흡'오른쪽, 왼쪽, 오른쪽, 왼쪽 네 번의 팔 스트로크에 오른쪽 호흡을 하면서 45도로 전방을 주시했다. 같은 주기로 팔과 어깨의 연결 부위에 있는 삼각근어깨세모근이 왼쪽과 오른쪽이 보이는 부위가 같으면 글라이딩과 롤링을 균일하게 하는 것이다. 나는 왼쪽 글라이딩을 길게 하고 오른쪽 글라이딩을 짧게 하는 것을 보고 스스로 많이 놀랐다. 오른쪽 어깨 통증 원인도 동시에 알게 되었다. 인과 관계를 아니까 바로 교정할 수 있었다. 왼쪽이 길게 '쭈욱', 오른쪽이 짧게 '쭉'이 아닌 '쭈욱' 길게 연습하면서 바로 교정했다. 오른쪽 글라이딩이 왼쪽 글라이딩보다 짧은 것은 더 짧은 시간에 롤링이 제대로 되지 않고 있다는 것이다. 부족한 롤링 상태로 서둘러 팔 젓기를 하면 '캐치<sup>물 잡는 동작</sup>'가 팔이 45도 가라앉기 전에 하고 있다는 것이다. 물의 저항이 커서 물을 잡고 당길 때 어깨 부하가 더 많이 생긴 것이었다. 또한 팔 젓기의 효율이 낮아져서 에너지 손실이 생겨 같은 힘을 쓰더라도 속도가 줄어들게 된다.

호흡이 긴 사람은 네 번 스트로크 호흡이 아닌 여섯 번 스트로크 호흡으로 자세를 교정하면 더 좋다. 네 번보다는 여섯 번 스트로크로 길게 수영하며 좌·우 어깨를 더 많이 보면 좋지 않은 자세를 발견하기 쉽고 교정되는 것을 더 오래 볼 수 있기 때문이다. 왼쪽과 오른쪽 모두 어깨 통증을 느껴보면서 나는 글라이딩, 캐치, 롤링을 점검해 어깨 부상을 미리 예방하는 방법을 찾게 됐다. 2022년 왼쪽과 2023년 오른쪽 어깨 통증의 현상과 예방법을 알았다. 시간이 더 흘러서 2022년 왼쪽 어깨 통증의 원인도 알게 되었다. 로우핑<sup>loping</sup> 스트로크에 심취되어 잘못된 자세로 연습을 많이 했던 것이 화근이었다. 로우핑은 말이 큰 보폭으로 '따가닥 따가닥' 뛰는 것을 말한다. 그래서 로우핑 스트로크를 엇박자 스트로크라고 부른다. 로우핑 스트로크는 물을 당기는 구간이 오른팔이 끝나자마자 왼팔이 거의 연속적으로 일어난다. 그러다 보니 우리가 늘 봐왔던 정박자 스트로크와 다르게 엇박자가 나는 것으로 보인다. 로우핑 스트로크는 오른쪽과 왼쪽의 풀<sup>물 당기기</sup> 동작을 연속으로 이어 하면서 속도가 더 빨라지게 되는 것이었다. 엇박자처럼 보인다고 해서 오른팔 글라이딩을 왼팔보다 길게 하면, 왼팔이 물을 빠르게 잡아야 하므로 물 잡고 당기는 시간이 짧아져서 오른쪽과 같은 물을 잡으려다 보니 팔이 45도까지 내려가지 않고 물을 당겨서 왼쪽 어깨가 아프게 되었던 것이었다. 로우핑 스트로크는 물잡기를 제대로 할 수 있는 수영선수가 하기에 적합하다. 로우핑 스트로크로 2% 이상 기록이 경신되었지만 어깨 통증 이후 다시는 하지 않는다. 건강을 위한 수영, 더 멋진 자세를 위한 수영을 위한 것이라면 속도 향상을 위한 로우핑 스트로크를 지양하고 정박자로 동일한 롤링과 글라이딩을 하는 것이 좋다. 좌우가 같은 각도로 롤링하고, 좌우 글라이딩을 같은 거리로 길게 뻗으며, 15도로 글라이딩이 끝나는 시점에 팔이 30도 더 떨어진 후 물을 잡고서 당겨야 부상 없이 더 멋진 자세로 수영을 즐길 수 있는 걸 깨달았다.

혹시 바다수영을 한다면 롤링의 중요성은 더욱 커진다. 일반적으로 바다수영은 수트를 입고 하는데, 수트의 부력으로 팔 젓기가 제대로 되지 않아 어깨를 다치는 경우가 있다. 이때도 롤링을 제대로 하면 어깨를 보호할 수 있다.

어깨를 다치지 않고 수영하는 것과 예쁜 자세로 수영하는 것은 머리를 45도 들고, 롤링도 한다는 점에서 같은 맥락을 가진다. 여기서 11자 팔 젓기만 추가하면 예쁜 자세가 완성된다.

1. 팔 젓기는 어깨보다 좁은 11자가 되어야 한다. 한 팔이 앞으로 쭉 뻗을 때 일직선이 돼야 하며, 다른 팔이 앞으로 뻗을 때도 마찬가지로 일직선이 돼야 한다. 그렇게 연속으로 글라이딩하면 11자 형태가 된다. 글라이딩할 때 손이 몸 중심선을 넘어가면 안 된다. 글라이딩을 길게 하더라도 어깨너

비만큼 넓은 11자보다는 어깨보다 좁은 11자가 에너지 효율이 높아지고 보기도 좋다.

2. 머리는 45도로 든다. 머리를 들지 않고 수영하면 에너지 효율이 더 좋을 수는 있으나 앞을 못 보기 때문에 주변 상황을 살필 수 없어서 안전성이 떨어진다. 머리를 45도 들면 수영 자세를 해치지 않고도 앞을 부분적으로 볼 수 있기 때문에 안전성도 좋아진다.

3. 롤링을 하면 예쁜 자세가 되고 속도가 빨라진다. 롤링은 팔 젓기 할 때 몸통을 수직<sup>수면과 90도</sup>에 가깝게 회전하는 것을 말한다.

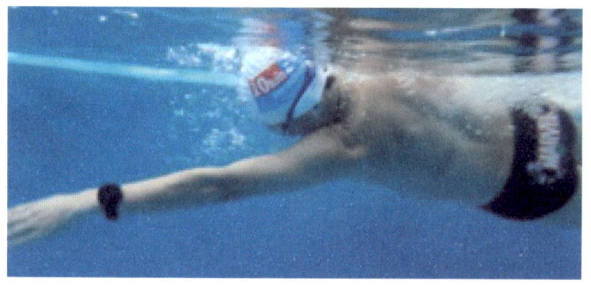

수영 롤링

우리는 어깨를 다치지 않는 예쁜 자세로 수영해야 우아하게 오랫동안 수영할 수 있게 된다.

# 자유형 숨 안 쉬는 호흡법

자유형이 수영에서 가장 보편화되어 있고, 레슨을 받을 때 자유형을 가장 먼저 배운다. 그래서 자유형만큼은 호흡을 편하게 오랫동안 물속에서 수영하고 싶어 한다. 하지만 물에서 호흡하는 것이 지상에서 무의식적으로 호흡하는 것처럼 편해야 가능하다. 지상과 물에서 호흡의 가장 큰 차이점은 지상은 숨을 마시고 뱉는 것을 의식하지 않고서 마음대로 할 수 있다. 수영은 사뭇 다르다. 5단계<sub>글라이딩, 캐치, 풀, 피니시, 리커버리</sub>로 구분된 자유형은 숨을 내뱉고 마시는데 규칙적으로 특정 단계에서 행해져야 한다. 숨을 내뱉을 때는 코로 하고, 숨을 마실 때는 입으로 해야 한다. 그리고 코와 입으로 얼마만큼 내뱉고 마시는지도 중요하다.

폐는 숨을 내뱉을 때 60%까지, 들이마실 때 90%까지 공기가 폐에 채워져 있도록 한다. 내뱉고 마실 때 30%의 공기의 이동이 생긴다. 수영장에서 수영 중에 옆 레인에서 넘어오는 물살로, 바다에서 불규칙적으로 밀려드는 파도로, 숨을 제때 들이마시지 못할 상황이 생길 때가 있다. 그때는 폐에 남아 있는 60% 공기에서 30%를 추가로 내뱉을 수가 있다. 그러면 자유형 5단계에서 언제 숨을 내뱉고 들이마시는지 물속에서 고찰해 보았다. 코로 숨 내뱉기는 글라이딩 때 짧게 '흠', 피니시 때 길게 '흐—음' 하면서 숨을 내뱉는다. 숨을 내뱉을 때 물속과 물 밖은 완전히 느낌이 다르다. 물속에서 물 기포가 생기다가 코가 물 밖에 나오면 기포가 생기지 않는다. 기포가 생기지 않을 때가 피니시가 마무리되는 때이다. 그다음, 리커버리 때 입으로 짧게 '흡' 하고 들이마신다.

캐치와 풀에서는 호흡하지 않는다. 호흡은 가능한 30% 내외로 하는 것이 유리하다. 숨을 50% 이상 내뱉게 되면 그만큼 많이 들이마셔야 하므로 고개가 많이 돌아간다. 고개가 많이 돌아가면 자세가 흐트러지기 쉽고 물의 저항도 많이 받는다. 폐에 가능한 많은 공기가 채워져 있으면 물에 뜨는 부력도 좋아지기 마련이다. 나는 최대한 숨 내뱉기를 적게 하려고 글라이딩할 때에도 숨을 뱉지 않는 연습을 한동안 했었다. 수영 하고 집에 오면 몇 번씩이나 코에서 물이 길게 떨어졌다. 호흡 방법을 바꾸어야 했다. 바꾼 방법이 위에 나열한 방법이다. 쉽게 이해가 되도록 요약했다.

글라이딩 : 코로 '흠' 짧게 내뱉기
캐치 : 호흡 멈춤
풀 : 호흡 멈춤
피니시 : 코로 '흐~음' 내뱉기
리커버리 : 입으로 '흡' 들이마시기

가능한 한 적게 호흡하는 방법을 궁리하다가 최적의 호흡법을 찾게 되었다.

수영 갓 입문한 영자는 따라 하기 힘들 수 있으니, 처음 연습할 때는 글라이딩부터 피니시까지 계속 숨 내뱉기를 해도 된다. 다만 내뱉을 때 적게 내뱉으려고 노력은 해야 한다.

수영 실력이 나아지면서, 본인에게 더 나은 방법이 있을 수 있으니 필요하면 이 호흡법에서 일부 보완해서 자기만의 호흡법을 만들면 된다.

# 자유형 물 안 먹고 수영하려면

수영이 관절에 무리가 가지 않으면서 우수한 유산소 운동이라는 것은 누구나 다 안다. 수영을 배우는 사람은 물의 성질에 익숙해지고 점점 물과 친해진다. 그 와중에 자유형은 수영에서 쉽고 만만하다고 생각하는 경향이 있다. 하지만 자유형을 하다가 "오늘도 물 먹었다."라는 이야기를 많이 한다. 그리고 우스꽝스럽게 "수영장 물 많이 먹어서 배부르다."라고 농담하는 사람들도 드물게 있다. 특히 초심자는 으레 물먹으면서 수영을 배우는 것을 당연시하기도 한다. 자유형에서 가장 중요한 것이 '편안하게 호흡하기'라고 하면 반박할 사람이 거의 없을 것이다. 호흡이 편해야 2km 이상의 장거리 수영이 가능해진다. 나는 최근 양방향 호흡 자유형을 1km씩 훈련하고 있다. 오른쪽 호흡만 하라고 하면 힘이 다 빠져 그냥 멈춰버리는 순간까지도 호흡이 편하다. 그만큼 오른쪽 호흡하면서 수영하는 게 자신이 있다. 하지만 양방향 호흡은 오른쪽 호흡이 끝나면 왼쪽으로 호흡해야 한다. 왼쪽 호흡이 편해지도록 계속 생각을 거듭하면서 방법을 궁리해 냈다. 왼쪽으로 호흡하면서 어색해하는 것은 수영을 배운 지 얼마 되지 않은 초심자가 오른쪽 호흡으로 물을 먹지 않고 수영하려고 애쓰는 것과 비슷하다. 초심자도 쉽게 따라 할 수 있는 '물 안 먹고 수영하는 방법' 3가지를 소개해 본다.

## 1. 호흡할 때 고개 각도를 아래쪽 15~25도로 하라

아래쪽 15~25도로 호흡하면 마음에 여유가 생겨 몸에 힘이 빠져 편안해진다. 실제 해 보면 입이 물 밖에 나와 있는 시간이 고개 각도 0도일 때보다 조금 더 길어서 호흡하는 데 부담이 준다.

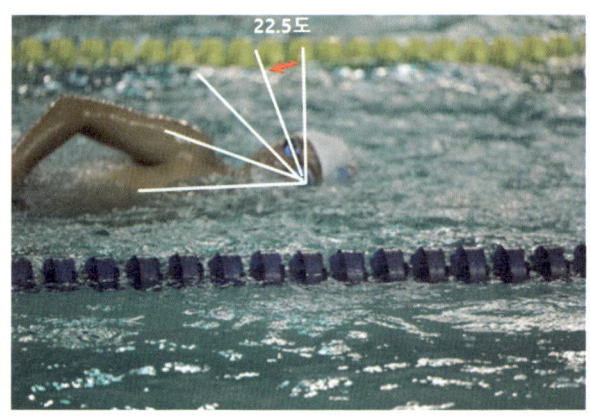

위 사진은 필자가 10km 울트라 수영에 참여해서 수영하고 있는 모습이다. 호흡하는 고개 각도가 90도 직각에서 4분의 1인 22.5도였다. 더 편하게 호흡하려고 해도 25도 이상 넘어가지 않는다. 많은 수영선수를 봐도 25도를 넘어가는 선수가 없다. 그래서 최대치를 25도로 설정했다. 그나마 좁은 각도로 수영하는 선수는 자유형 400m 세계 기록 보유자 서머 매킨토시이다. 서머는 15도 내외로 고개를 돌려 호흡한다.

## 2. 숨 내뱉을 때 소리와 공기 압력이 다름을 알아차리고 충분히 고개를 돌렸을 때 숨 들이마시기를 한다

물속에서 코로 '흐음' 숨 내뱉기를 물 밖에서도 고개를 돌리면서 계속한다. 물속과 물 밖의 '흐음' 소리가 다르다. 내뱉는 숨소리가 물속에서 더 크다는 것을 알아차려야 한다. 공기 압력도 물속에서 커다가 물 밖에서 압력이 낮아지는 것은 몸이 먼저 알아차린다. 입이 물 밖으로 나오고 고개가 조금 더 돌아간 후에 숨 들이쉬기를 해야 물을 마시지 않는다.

### 3. 헤드업앞 보기 할 때 절대 호흡 안 하기

접영할 때는 자연적으로 헤드업이 되고 앞에서 호흡한다. 모든 게 앞에서 이뤄지니 앞만 유의해서 호흡하면 된다. 자유형은 좌측 또는 우측 호흡을 한다. 자유형을 하면서 헤드업을 해야 할 때가 생긴다. 수영장에서 앞에 가는 사람을 추월할 때나, 반대편에서 오는 사람을 유의할 때, 바다에서 목표 지점을 보면서 갈 때 헤드업을 해야 한다. 헤드업을 하면서 앞으로 호흡하면 머리가 많이 들려 몸이 가라앉는다. 앞에 가는 사람이 발차기를 세게 할 때에 뒤에 가는 사람이 앞 보기를 하면서 앞으로 고개 들어 호흡하면 물먹기가 딱 좋다. 부끄러운 일이지만 나도 이렇게 물 먹은 적이 있다. 자유형은 좌측 또는 우측에서 호흡해야 한다.

초심자가 시간이 흘러 수영에 익숙해져도 아주 가끔이라도 물 먹으면서 수영하는 경우가 없기를 기대해 본다.

# 명상수영이 되기 시작한다

　명상은 눈을 감고 생각을 비우고 마음이 빈 상태에서, 호흡에 집중하여 나를 바라보는 것이다. 명상은 힐링하게 하며 심지어 내면을 치유도 한다. 생각나고 떠오르는 것을 그냥 흘러보내기 때문에 무비판적인 입장에서 바라보게 되고 과거의 일들이 떠오를 때 겸허하게 받아들일 수가 있게 된다.

　이 책에 '명상런'을 소개했다. 실눈을 뜨고 달리면서 호흡에 집중하면 명상런이 가능하다.

　'명상수영'은 가능하지 않을까? 충분히 가능할 것 같았다. 그래서 해 보고 싶었다. 달리기와 수영은 각각 fun런, fun수영이 가능해서 두 종목은 서로 많이 닮아 있다. 그래서 더욱더 명상수영이 가능하리라 확신했다.

　2024년 7월 23일 저녁, 50분을 쉬지 않고 수영하면 2.5km를 할 수 있겠다고 생각하고 시작했다. 처음에는 여유롭게 팔을 저으며 천천히 물살을 갈랐다. 100m 페이스로 2분에서 2분 5초인 것을 수영장 벽시계를 보면서 수영했다. 그렇게 하고 있는데 레인에 사람이 점점 많아졌다. 속도가 느려졌다가도 다시 빨라져야 할 때도 있었다. 결국 100m 평균 페이스가 1분 57초로 2.5km를 마쳤으나, 명상수영은 실패하였다. 명상런에 대입해서 복기해 보면, 실패 원인은 다음과 같다.

첫째, 달리기와 다르게 실눈으로 수영할 수 없었다.

둘째, 시계를 보면서 속도를 의식했다.

셋째, 같은 레인에서 수영하는 사람들 눈치를 보느라 생각을 비울 수가 없었다.

다음 명상수영을 시도할 때는 시계를 보지 않고, 수영하는 사람이 거의 없는 시간대에 하면 좋을 것 같다.


2024년 7월 24일 저녁, 전날 실패한 것을 반복하고 싶지 않았다. 50분을 쉬지 않고 어제보다 조금 천천히 수영했다. 100m 평균 페이스 2분 5초로 2.4km를 했는데, 분명 명상수영이 가능했다. 눈은 실눈은 아니더라도 힘을 뺄 수가 있었다. 초점을 흐리게 해서 쉽게 명상모드로 바꿀 수 있었다. 벽시계도 가능한 안 보려고 했다. 속도에 연연하면 명상 상태가 바로 깨져버린다. 그리고 다행히 내가 있는 레인은 사람이 4명이 있다가 30분이 지나니 2명으로 줄었다.

장거리 수영은 팔 젓기를 주요 동력으로 하므로, 물잡기를 제대로 하면 팔 젓기에 의식이 생겨 명상이 되지 않는 걸 확인했다. 팔에 힘이 들어가는 걸 의식하지 않을 만큼 천천히 저었다. 발차기도 차는 듯 마는 듯한 2비트 킥으로 했다.

2비트킥

대략 20분이 지나니 무상무념의 경지에 빠져들고 있었다. '아, 명상수영을 하고 있구나….' 속도가 빠르지 않아야, 아니 속도가 느껴지지 않아야 명상이 되는구나!

명상런에 이어 명상수영이 가능한 걸 깨닫는 순간이었다.

우리나라에서 손꼽히는 로맨틱 바다, '망상해변'에서도 명상수영을 했다.

2025년 8월 30일 이른 아침, 강릉 경포대에 도착했다. 바다수영 동호인들과 하루에 세 곳강릉 경포대, 삼척 대진항, 동해 망상해변을 바다수영하기 위함이었다. 1차 경포대 1.6km와 2차 대진항 1.2km 수영은 망상해변을 가르며 명상할 준비를 마쳤다.

3차 입수는 도봉해변에서 망상해수욕장까지 1.5km였다.

몇 년 전 우연히 갔던 '로맨틱 바다', 망상해변을 바다수영하는 것에 궁금 반 설렘 반으로 꽉 차 있었다. '망상'이라는 지명은 '망령된 생각'을 의미하는 '망상(妄想)'을 떠올릴 수 있지만, '상서로움을 바란다'라는 뜻의 '망상(望祥)'이 정확한 뜻이다. 이 지명의 유래는 조선 중기 문신이었던 송강 정철의 시 '망상'에서 비롯되었다. 그가 사랑했던 여인 소복을 그리워하며 읊은 시에서 그 이름이 전해졌다.

가까운 망상에 선녀 하나 있는데
푸른 구름이 바다에 자욱하여
소식이 아득하네!
진주길 밟은 것을 뉘우치자니
행인의 마음 착잡하여 창자를 끊는구나.

망상해수욕장에 가기 위해 노봉해변에서 출발했다. 오전 내내 입었던 수트를 벗어 던지고 오리발도 신지 않은 채 망상해변에 가고 싶었다. 자연에 대한 최소한의 예의를 갖추고자 부이는 허리춤에 찼다. 길고 넓은 망상 명사십리의 수온은 경포대와 삼척 대진항 23도보다 2도 높은 25도였다. 따스한 바닷물이 수트를 벗게 했고, 2m보다 더 깊지 않은 수심이 오리발 없이도 수영하게끔 용기를 주었다. 망상해변까지의 1.5km라는 거리는 25m 수영장 풀을 30회전만 하면 되는 거리였다. 낮은 수심, 따뜻한 수온, 낮은 파도, 이 모든 것이 명상수영하기에 안성맞춤이었다. 즐겁고 경쾌한 리듬으로 명상수영으로 망상해수욕장에 도착했다.

망상해변 명상수영

눈 감고 망상해변을 표현해 보았다.

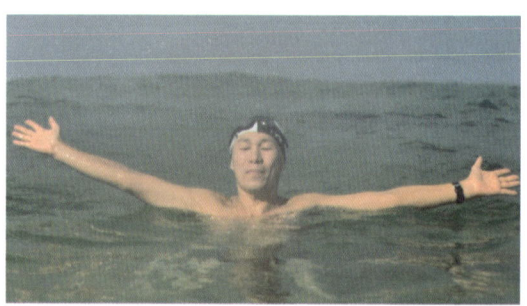

길고 넓은 백사장과 맑고 푸르지만 깊지 않은 바다가 있는 망상해변이 가장 좋다. 다음에 망상해변을 찾을 때는 지금만큼 설렐 것 같다.

# 자유형 '세 번 팔 스트로크에 한 번 호흡'으로 척추를 바로잡고 폐활량을 키우자

내가 가입해 있는 바다수영 동호회의 한 회원분이 요가 강사를 하신다. 그분은 수영을 30년 이상 하셨는데 자유형을 한쪽으로만 오래 하면 척추가 굽는다고 한다. 그래서 수영 때문에 척추 교정 목적으로 요가를 배우는 학생이 있다고 한다. 과연 자유형이 척추를 굽게 할 수도 있을까? 충분히 일리가 있어 보인다. 나 또한 양방향 운동이 좋다고 생각해 왔다. 척추 굽음 정도가 심해지면 살아가는 데 장애 요인이 될 가능성이 있는지는 시간을 두고 더 살펴봐야 하겠다.

나는 운동을 하면 몸의 밸런싱을 잡기 위해 양쪽을 모두 사용하려고 노력하는 편이다. 스노보드와 웨이크보드를 탈 때도 양방향 모두 타려고 애를 썼다. 달리기할 때도 숨을 들이마시는 발을 왼쪽과 오른쪽을 번갈아 가면서 해 보기도 한다.

수영은 어떤가? 수영 영법 네 개 중 가장 일반적인 것이 '자유형'이다. 접영, 배영, 평영은 '영'법인데 반해, 자유형은 영법 없이 자유로운 형태로 해도 된다고 해서 자유'형'이라 부른다. 접영, 배영, 평영은 좌우 대칭이 균일하지만, 자유형은 숨쉬기를 위해 고개를 반드시 돌려야 한다. 오른쪽 호흡하는 것이 일반적이지만, 왼손잡이가 있듯 호흡을 왼쪽으로 하는 사람도 아주 드물게 볼 수 있다. 대표적인 왼쪽 호흡하는 자유형 선수는 400m 세계 기록 보유자 서머 매킨토시이다.

오른쪽 한 방향 호흡은 오른팔–왼팔 **두 번 스트로크**물젓기를 할 때 오른쪽으로 한 번 호흡한다. **오른팔–왼팔**오른쪽 호흡**–오른팔–왼팔**오른쪽 호흡

**세 번 스트로크**에 한 번 호흡하면, 양방향 호흡을 하게 된다. **오른팔–왼팔–오른팔**왼쪽 호흡**–왼팔–오른팔–왼팔**오른쪽 호흡

2024년 마지막 날, 세 번 스트로크에 한 번 호흡하면서 수영했다. '25m 레인을 열 번만 왕복하자.'라고 생각하고 아주 천천히 양방향 번갈아 가면서 팔을 저었다. 두 번 스트로크에 한 번 호흡하면 호흡 주기가 짧아 여유가 있었는데, 팔 젓기 세 번에 한 번 호흡하려니 아주 낯설었다. 낯설었지만 500m를 2분 7초 100m 페이스로 해낼 수 있었다.

2025년 1월 2일, 다시 '세 번 스트로크에 한 번 호흡' 수영을 했다. 이번에는 500m가 아닌 1km를 하고 싶었다. 25m 레인을 20회 왕복해야 했다. 열 바퀴에 가까워질 때쯤 '잠시 쉬었다 갈까.'라는 강한 유혹이 생겼다. 호흡이 조금 거칠어져 쉬면서 호흡을 가다듬고 싶었기 때문이다. 멈추고 싶은 순간을 잠깐 참아보았다. 남은 500m를 이어 팔을 저었다. 100m 페이스는 지난번 2분 7초에서 2분 4초로 빨라졌다. 속도가 중요하지 않은데도 3초가 당겨지니 기분이 좋은 건 어쩔 수 없다.

2025년 1월 3일, 세 번째 '세 번 스트로크에 한 번 호흡' 수영을 했다. 이

번에는 몸이 어떻게 반응할지가 궁금했다. 어제처럼 중간에 멈추고 싶은 충동이 생기지 않기를 바랐다. 왼쪽으로 호흡할 때 고개를 작게 돌리면 입에 물이 들어오고, 고개를 크게 돌리면 자세가 흐트러져 앞으로 나아가는데 물의 저항을 많이 받게 된다. 이런저런 생각을 하고, 자세도 바르게 하려고 했다. 어제만큼은 아니지만 아직 어색하기는 마찬가지다. 1km를 2분 4초 속도는 유지했다.

2025년 1월 6일, 네 번째 '세 번 스트로크에 한 번 호흡' 수영을 했다. 여느 때와 달리 레인에 사람이 많은 것 같다. 나는 수영할 때 가장 유의하는게 하나 있다. 수영하면서 '물 안 먹기'이다. 한 방향으로 호흡할 때는 한 번 숨을 참고 건너뛰면 네 번째 팔을 저을 때 호흡하면 된다. 양방향 호흡할 때 호흡을 한 번 건너뛰면 여섯 번째에 호흡해야 한다. 오늘 수영하는데 왼쪽으로 호흡하는 찰나에, 반대편에서 빠른 속도로 헤엄쳐 가는 사람에게서 생긴 강한 웨이크가 밀려왔다. 순간 호흡을 들이마시지 않았다. 하지만 여섯 번 팔 젓는 동안 숨을 참아야 했다. 다행히 호흡이 거칠어지지 않고 이내 정상을 찾고 호흡을 해나갔다. '세 번 스트로크에 한 번 호흡' 자유형이 장거리에도 자연스러워지려면 호흡이 편해지는 게 무엇보다 중요하다.

'숨 안 차게 **한 방향 호흡**' 자유형은 글라이딩부터 리커버리를 다음과 같이 하면 된다.

**오른팔 글라이딩 : 코로 '흠' 짧게 내뱉기**
오른팔 캐치 : 호흡 멈춤
오른팔 풀 : 호흡 멈춤
**오른팔 피니시 : 코로 '흐~음' 내뱉기**

**오른팔 리커버리 : 고개 오른쪽, 입으로 '흡' 들이마시기**

**'세 번 스트로크에 한 번 호흡'** 자유형은 양방향 호흡하기 위해 팔을 한 번 더 저어야 한다. 더욱더 숨 내뱉기가 중요해진다.

**오른팔 글라이딩 : 코로 '흠' 짧게 내뱉기**

왼팔 글라이딩 : 호흡 멈춤

오른팔 글라이딩 : 호흡 멈춤

**왼팔 피니시 : 코로 '흐~음' 내뱉기**

**왼팔 리커버리 : 고개 왼쪽, 입으로 '흡' 들이마시기**

**왼팔 글라이딩 : 코로 '흠' 짧게 내뱉기**

오른팔 글라이딩 : 호흡 멈춤

왼팔 글라이딩 : 호흡 멈춤

**오른팔 피니시 : 코로 '흐~음' 내뱉기**

**오른팔 리커버리 : 고개 오른쪽, 입으로 '흡' 들이마시기**

글로 적어 보니 복잡하고 어려워 보이지만, 원리를 이해하면 어려울 게 없다.

글라이딩할 때 코로 '흠' 짧게 내뱉는 이유는 코로 물이 들어가는 걸 막기 위해서이다. 한 가지 더. 세 번째 글라이딩할 때 반대쪽 팔은 이미 풀 상태이다. 이어서 하는 피니시에서 코로 '흐~음' 내뱉고, 리커버리에서 입으로 '흡' 들이마시기를 하면 된다.

**'세 번 스트로크에 한 번 호흡'** 자유형을 **세 단계로 축약**하면

**오른팔 글라이딩 : 코로 '흠'**

왼팔 글라이딩 : 호흡 멈춤

오른팔 글라이딩 : 호흡 멈춤

**왼팔 피니시 : 코로 '흐음'**

**왼팔 리커버리 : 입으로 '흡'**

'세 번 스트로크에 한 번 호흡' 자유형 연습은 폐활량이 작은 사람은 장거리로 하기가 어려워 보인다. 처음에는 한두 바퀴로 시작하면서 점점 거리를 늘려 가면 폐활량이 좋아질 것이 자명하다. '세 번 스트로크에 한 번 호흡' 수영으로 척추 균형도 잡고 폐활량도 좋아지면 일거양득이 될 것이다.

# 자유형 '양방향 호흡'이 익숙해지려면 얼마나 걸릴까?

자유형으로 수영할 때 양방향 호흡 연습은 왜 해야 할까? 그냥 오른쪽이나 왼쪽 한 방향으로 하면 수영이 잘되는데, 왜 굳이 양방향 연습을 하라는 걸까? 양방향 호흡이 익숙해지려면 얼마나 걸릴까?

오른쪽 한 방향 호흡은 오른팔-왼팔 두 번 스트로크<sub>물젓기</sub>를 할 때 오른쪽으로 한 번 호흡하는 것을 말한다.
"오른팔-왼팔<sub>오른쪽 호흡</sub>-오른팔-왼팔<sub>오른쪽 호흡</sub>"

양방향 호흡을 하면 세 번 스트로크에 한 번 호흡을 하게 된다.
"오른팔-왼팔-오른팔<sub>왼쪽호흡</sub>-왼팔-오른팔-왼팔<sub>오른쪽 호흡</sub>"

십 년 이상 오래도록 한 방향 호흡 자유형만 하면 척추가 휠 수가 있기 때문에 양방향 호흡이 필요하다. 그리고 양방향 호흡은 폐활량이 좋아지고, 팔 젓기의 균형이 잡혀서 셀프 자세 교정이 가능해진다. 양방향 호흡 자유형을 몇 번을 연습해야 몸에 익어서 편해지는지 고찰해 보았다.

### 1. 2024년 12월 31일, 500m

첫 시도이지만 500m는 해야 할 것 같았다. 오른쪽 호흡은 늘 하던 거라 자연스럽지만, 왼쪽 호흡은 매우 낯설었다.

### 2. 2025년 1월 2일, 1km

450m쯤 호흡이 불규칙해져 잠시 쉬고 싶은 유혹을 극복해야 했다.

### 3. 2025년 1월 3일, 1km

여전히 1km는 어색했다. 남의 바지를 입고 거리를 돌아다니듯. 왼쪽으로 고개 돌리는 각도를 탐색하기 시작했다. 오른쪽으로 고개를 돌릴 때의 각도와 시선을 왼쪽에도 똑같이 적용해야 했다.

### 4. 2025년 1월 6일, 1km

양방향 호흡을 하면서 숨을 아껴가며 편하게 하는 방법을 터득하게 되었다.

왼팔 글라이딩 : 코로 '흠' 짧게 내뱉기

오른팔 글라이딩 : 호흡 멈춤

왼팔 글라이딩 : 호흡 멈춤

오른팔 피니시 : 코로 '흐~음' 내뱉기

오른팔 리커버리 : 고개 오른쪽, 입으로 '흡' 들이마시기

1km가 익숙해진다.

### 5. 2025년 1월 7일, 1km
### 6. 2025년 1월 9일, 1km

7. 2025년 1월 10일, 1km

8. 2025년 1월 13일, 1km

9. 2025년 1월 14일, 1,050m

1km 넘어서기로 마음먹었다.

50m 늘이기 완성.


10. 2025년 1월 15일, 1,100m

50m 더 늘여 1.1km 하기


11, 2025년 1월 16일, 1km

12. 2025년 1월 17일, 1km

속도를 빨리하면 어떤 변화가 생길지 궁금했다. 100m 페이스 1분대 (1'55")에 진입. 빠르게 수영하면 장거리일 때 호흡 조절 어려움을 알게 되었다.


13. 2025년 1월 21일, 1.5km

마음을 편하게 먹고, 1.5km 첫 성공.


14. 2025년 1월 23일, 1.5km

1.5km 다시 성공. 1.5km에 익숙해졌다.


1.5km는 올림픽코스 철인대회의 수영 거리다.


1.5km는 30분 내외로 걸리기 때문에 체지방 분해 효과가 극대화되는 시

점인 30분과 일치한다. 1.5km가 익숙해지는 데 14번을 연습해야 했다. 24일이 지났지만 걸린 기간이 중요하지 않다. 일반적으로 습관은 기간이 중요하다. 하지만 수영하는 주기가 불규칙적이면 기간보다는 횟수가 중요해진다. 양방향 호흡 수영이 익숙해지는 데 열네 번이 걸린 것처럼 말이다.

# 관성의 힘으로 위끼 않고 5km를 수영하라

나는 요즘 관성의 힘을 빌려 수영하는 거리를 늘려 가고 있다. 내년 2023년 1월 15일 10km 울트라 수영대회에 처음 출전을 하기로 마음을 먹었기 때문에 한껏 동기부여도 되었다.

일반적으로 수영장은 50분 수영을 하면 10분은 휴식을 해야 한다. 서울에서 끊김이 없이 계속 수영을 할 수 있는 곳이 은평구에 있는 '불광스포렉스'였다.

2022년 12월 17일, 불광스포렉스에서 안 쉬고 최장 거리 5km 수영을 했다. 25m pool 왕복 100회를 했다. 100바퀴를 했다고 하면 '대단하다.'라고 칭찬을 해 주고 싶을 게다. 100바퀴를 한 번이라도 해 보면 다음에 100바퀴하기는 저항이 많이 줄어든다. 세 번째 100바퀴를 한다 치면 몸은 이미 관성 상태로 별다른 각오 없이 자연스럽게 수영하고 있을 것이다.

나는 운동을 하면서 '습관'과 '관성'의 힘을 아주 자주 경험한다. 습관과 관성, 이 두 단어는 익숙할 관慣 한자를 사용한다. 관慣은 마음心속으로 익숙하게 꿰고貫 관貫 있는 것을 말한다. 한 번 두 번 하면 세 번째는 그냥 습관적으로 자연스럽게 하게 된다. 수영도 첫 25m pool 20바퀴가 어렵지만, 20

바퀴를 넘기고 나면 다음번에는 30, 40, 50 계속 기록 경신이 되었다. 어느 덧 25m pool 왕복 100회를 하는 나 자신을 만나게 된다. 마음은 관성적으로 100회까지 하도록 허용했다. 강한 동기가 부여되면 200회 즉, 10km를 할 수 있는 강한 믿음이 생긴다.

　오늘 본래 계획은 8km 수영하는 것이었다. 계획보다 적게 했지만, 수영장 최장 거리 기록을 세웠다는 것에 만족했다. 2023년 1월 15일 10km 울트라 수영대회 전에 7.5km 이상 거리를 수영해 보고 대회에 나가야겠다.

# 10km 울트라 수영 완주하고 가슴이 뛰었다

2023년 1월 15일. 설렘과 긴장 속에 천안 10km 울트라 수영대회에 참가했다. 이 대회를 제한 시간 내에 완주하는 것이 2023년 버킷리스트였다.

대회 전에 7.5km 거리를 한 번 연습하면 어렵게라도 10km 대회를 완주하고, 두 번 연습하면 대체로 쉽게 완주할 수 있다. 다만 10km를 4시간 이내에 들어와야 하는 것에 유의해야 한다. 나는 다행히 3시간 24분 12초 기록으로 완주했다.

10km 울트라 수영은 풀코스 마라톤과 기록과 힘든 정도가 아주 흡사하다. 두 종목 모두 서브4⁴시간 이내 완주를 하면 "잘한다.", 서브330³시간 30분 이내 완주을 하면 "대단하다.", 서브3³시간 이내 완주를 하면 "엄청나다."라고 칭찬을 듣는다.

풀코스 마라톤은 종아리, 허벅지, 엉덩이 등 하체 전체를 많이 쓰는 반면, 울트라 수영은 상완삼두근과 광배근 등 상체를 많이 사용한다. 울트라 수영은 7km가 넘어가면 상완삼두근이 약한 영자는 힘이 빠져 물잡기를 제대로 못 하면서 속도가 느려진다. 전반부에 오버페이스 하지 않고 후반부에 끝까지 밀 수가 있어야 본인이 원하는 기록과 더 큰 성취감이 생긴다. 7km 넘어가면서 힘들 때도 있었지만 10km 완주를 무사히 해냈다. 더욱이 서브330을 해서 기분이 좋고 가슴 뛰었다.

2023년 1월 15일에 참가했던 울트라 10km 수영대회의 기록패가 27일 만에 집에 도착했다.

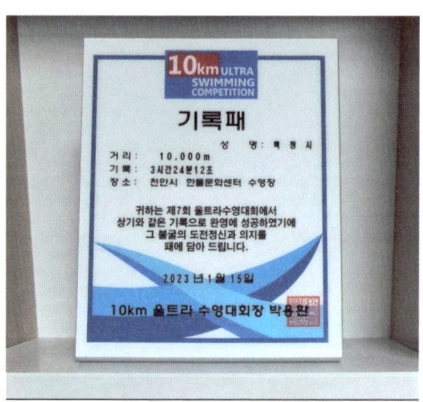

기록을 다시 계산해 보았다. 10km에 3시간 24분 12초가 걸렸으니, 100m 평균 페이스로 계산해 보니 2분 2초 5였다. 2분 3초 페이스로 3시간 24분 동안 물에 떠 있었다는 것이다. 기록패를 보니 대회 당일 순간들이 파노라마처럼 펼쳐졌다. 시합을 위해 훈련했던 순간들, 대회장에 도착했던 순간, 대회에서 팀원들과 파이팅했던 순간, 49바퀴에 맞았던 뽕망치, 72바퀴에 힘이 빠졌던 순간, 99바퀴에 맞았던 뽕망치, 100바퀴 완주하고 바로 받았던 완주 메달, 이 모든 순간이 주마등처럼 스쳐 지나갔다.

다시 10km 대회 나가자고 하면 흠칫 놀랄 것 같다. 10km가 결코 만만한 대회가 아니었다. 7.5km 이상 수영 연습을 한 번밖에 하지 않은 영향일까. 두 번 연습했더라면 더 편하게 완주했을 것이다. 해낼 수 있다는 자기 암시를 끊임없이 주문해야만 가능한 도전이었기에 다시 할지 모르겠다. 만약 다시 대회에 나간다면 7.5km 이상 연습을 두 번 할 것이다.

이렇게 기록패가 장식장에 더해간다. 기록패를 두 손에 받았을 때는 가벼웠다. 그 가벼웠던 기록패를 장식장에서 볼 때마다 추억과 함께 점점 무게를 잡아간다.


'왕년에 무엇을 잘했다.'라고 자랑하는 사람은 현재는 그렇지 못하여 과거의 나를 동경하는 격이 된다. 현실에 맞는 새로운 목표를 정하면 그에 상응하는 열정이 따라오는 건 당연지사다. 열정이 있는 사람은 더 멋있어 보인다. 그래서일까. 나도 그런 열정 있는 삶을 계속 살고 싶다.

# 자유형과 접영 발차기를 할 때
# 다이아몬드를 떠올려라!

수영은 네 가지 영법이 있다. 자유형, 접영, 배영, 평영. 네 영법 중 가장 보편화되고 자유롭게 헤엄치면 되는 것이 자유형이다. 가장 에너지 소모가 크고 오래 하기가 힘든 영법은 접영이다. 자유형은 한 팔씩 번갈아 팔 젓기를 하면 되지만, 접영은 한 번에 양팔로 팔 젓기를 한다. 발차기도 한 발씩 번갈아 하는 자유형과 달리 접영은 양발을 한꺼번에 발차기한다. 자유형 발차기를 잘하기 위해서 접영 발차기의 발 모양을 이해해야 한다. 접영 발차기할 때 발 모양은 '다이아몬드'로 해야 한다.

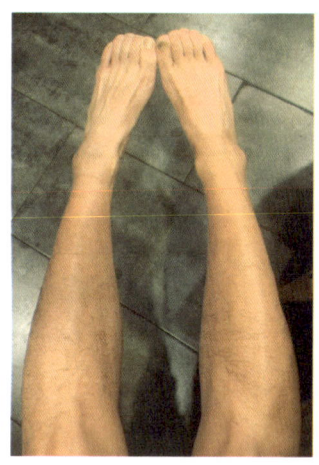

즉, 양쪽 엄지발가락을 붙여야 한다. 엄지발가락이 몸 중심선에 오게 되면 발등에 물이 닿는 면적이 가장 커진다. 발등에 물의 반발력이 최대가 되어 한 번을 차더라도 더 멀리 가게 된다. 달리기에 비유한다면, 보폭이 더 커서 살살 뛰는 것 같아도 성큼성큼 앞을 나아가는 것과 같다. 달리기를 해 본 사람은 프로선수들이 시원시원하게 앞으로 달려 나가는 모습을 부러워한 적이 있을 게다. 접영 발차기 발 모양은 절대로 엄지발가락 간 거리가 많이 떨어져 있으면 안 된다. 발차기할 때 물이 발 양쪽으로 대부분 빠져나가 버린다. 죽 쒀서 개 주는 꼴이 된다.

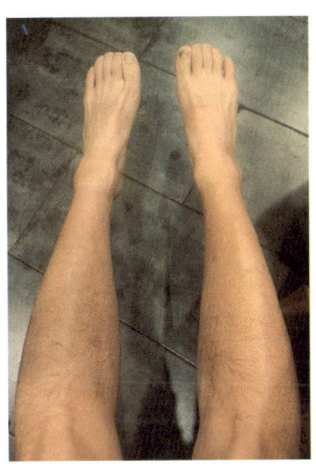

자유형 발차기할 때 발 모양은 접영 다이아몬드의 반쪽과 같다. 한쪽 발차기할 때와 다른 쪽 발차기할 때 정 중간에서 교차할 때 발 모양이 다이아몬드가 된다.

2025년 3월, 독자에게서 문의가 왔다.

"킥판 발차기를 아무리 힘껏 해도 힘만 들고 앞으로 나가질 않아요!"

두 가지를 알려 드렸다. "물을 차려고 하지 말고, 물을 아래로 밀고 다시 위로 밀어서 앞으로 나아가야 합니다.", "그리고 발차기할 때 발 모양을 다이아몬드 형태로 해야 합니다."

며칠이 지나 그 독자는 발차기가 잘된다며 기쁜 소식을 알려 왔다.

자유형과 접영 속도를 빠르게 하고 싶다면, 자유형 발차기를 2비트보다는 4비트를, 4비트보다는 6비트를 해야 한다. 접영 발차기는 물을 미는 강도를 세게 할수록 속도가 빨라진다. 하지만 다이아몬드를 만들지 못한다면 자세도 엉성하게 보일 뿐만 아니라 속도도 느릴 수밖에 없다는 걸 알아야 한다.

# 마라톤 수영과 마라톤에 참가하려면
# 75%만 연습해도 된다

2023년 1월 15일 일요일, 10km 울트라 수영대회가 있다. 마라톤처럼 길다고 해서 10km 수영을 '마라톤 수영'이라고 부른다. 다음 주 마라톤 수영 대회를 위해 마지막 훈련이라 생각하며 50m 레인이 있는 88스포츠센터 수영장을 찾았다.

10시 40분부터 몸을 풀면서 헤엄쳐 갔다. 20분 동안 **1km** 수영을 하니, 10분(11:00~11:10)간 수영장 휴식 시간이 있었다. 자쿠지에서 몸을 데웠다. 약간 차가운 물에서 수영하다가 자쿠지에서 느끼는 따뜻함과 평온함이 행복감에 젖게 했다.

다시 1시간 20분(11:10~12:30) 동안 **4km**를 수영했다. 이번에는 점심 휴식 1시간(12:30~13:30). 휴식 없이 계속 수영할 수 있다면 실제 대회와 동질감을 느낄 텐데. 할 수 없이 한 시간 동안 음료와 바나나를 먹으면서 쉴 수밖에 없었다.

다시 58분(13:30~14:28) 동안 **2.9km** 수영하고 수영장 휴식 시간 10분 (14:30~14:40).

마지막 44분(14:40~15:24) 동안 **2.1km** 수영.

네 번으로 끊어서 했지만, 결국 **10km**를 완성했다!

7.9km만 할까 하다가 중간에 수영장 휴식 시간에 쉬었으니 그냥 10km 까지 하기로 했다. 하지만 결코 쉬운 10km가 아니었다. 마지막 2.1km는 속도도 느려지고 힘에 부쳤다.

대회 준비는 대회 거리만큼 할 필요가 없다. 75%만 하면 된다!
'마라톤 수영'이라 불리는 10km 수영대회는 7.5km만 연습해도 된다. 흔히 말하는 '대회 뽕'이라는 게 있기 때문이다. 경기에 임하는 선수들은 긴장하고 집중을 하면서 도파민이 분비되는 걸 느낀다. 마지막 남은 25% 구간은 힘들지만, 끝까지 참고서 할 수 있게 하는 대회 뽕의 힘으로 완주하게 된다.

마라톤도 똑같다. 마라톤 42.195km의 75% 거리는 32km이다.
마라톤을 완주하고 싶은 사람은 대회 전 32km를 두 번만 달린다면 어렵지 않게 완주할 수 있다. 마라톤 당일 뛰는 내내 쉽고 편하게 달릴 수 있다는 뜻이 아니다. 32km만 뛰어도 훈련하는 데 있어서 부족함이 없다는 말이다.

마라톤은 30km(71%) 전후가 되면 힘이 빠지고 넘어야 할 첫 고비가 온다. 마라톤 수영(10km)은 7.2km(72%) 전후가 되면, 물잡기가 힘들어지기 시작하며 페이스도 느려진다. 두 종목 모두 71~72% 지점 전후에 첫 고비가 온다는 것이 비슷하다. 마라톤은 2km를 더 달려 32km, 마라톤 수영은 0.3km를 더 수영해서 7.5km까지, 인내하고 더 달리면 '75%'에 도달한다.

10km 울트라 수영대회의 75%인 7.5km만 훈련해도 된다. 더욱이 오늘 10kn를 연습했기 때문에 다음 주 대회를 어려움 없이 완주할 것이다.

# 마라톤 수영과 마라톤은 '용형호제'

    42.195㎞ 거리의 달리기를 '마라톤(marathon)'이라고 한다. 마라톤의 기원은 마라톤 전쟁으로 거슬러 올라가지만 결국 그 기원은 폐기되었다. 그리스가 페르시아와의 전쟁에서 승전보를 알리기 위해 아테네로 달려간 거리가 42.195km라고 알고 있는데, 실제로는 승전한 것이 아니라, 스파르타에 군사 지원 요청하러 달려간 것이라고 한다. 1927년 국제육상경기 연맹이 조사를 했는데, 마라톤 평원에서 아테네까지는 36.75㎞로 밝혀지면서 마라톤의 기원조차 폐기되었다. 1896년 제1회 아테네 올림픽의 마라톤 거리는 40km였으며, 1908년 제4회 런던 올림픽에서 마라톤이 처음으로 42.195km로 시행되었다. 런던 올림픽 이후로도 42.195km를 지키지 않다가 1924년 제8회 파리 올림픽부터는 42.195km를 엄격히 지키게 되었다. 마라톤을 풀코스 마라톤이라고 부르기도 한다. 그런 이유로 마라톤의 절반인 21.1㎞ 달리기를 하프 마라톤half marathon이라 부른다. 짧은 5km와 10㎞는 '달리기'나 'run'이라 부르는 것이 일반적이다. 풀코스를 넘는 것은 '울트라 마라톤'으로 부른다. 두 배(84.4㎞) 거리의 더블 마라톤, 50km, 100km, 290㎞사막 코스 등이 있다. 100km 울트라 마라톤 대회 중 하나인 '천안삼거리 울트라 마라톤'은 오후 5시에 출발해서 다음 날 10시까지 17시간 이내에 완주하는 대회이다. 밤을 꼬박 새우면서 달려야 하는 것이, 나에게는 대회에

참가하고 싶다는 동기부여가 되지 않는다. 대회 나가려면 사전에 비슷한 연습도 해야 할 텐데 그것 또한 고통일 것이다. 완주 후의 성취감이 분명히 있겠지만 밤에 자지 않고 달리는 것이 몸의 생체리듬에 역행하는 것 같아 썩 달갑지 않다. 마라톤은 허벅지와 종아리근육이 발달한 러너는 빠르게 달리지 않으면 대회가 끝나도 부상이 없고 피로도가 낮다. 100km 이상의 울트라 마라톤은 부상 위험 등의 이유로 오래도록 하기는 힘들 것이다. 그래서 나는 부상 없이 마라톤을 95세까지 하고 싶다.

수영도 올림픽 종목 중 하나인 10㎞ 수영을 '마라톤 수영'이라 한다. 10km 수영대회는 국내에서는 '천안 울트라 수영대회'가 유일하다. '마라톤'과 '마라톤 수영'은 3시간 이내에 완주하면 최고의 경지로 받들어진다. 완주 기록과 힘든 정도도 아주 흡사하다. 두 종목 모두 서버4[4시간 완주]를 하면 '잘한다.'라고 칭찬한다. 서브330[3시간 30분 이내 완주]을 하면 '대단하다.'라고 갈채를 받는다. 서브3[3시간 이내 완주]하면 '엄청나다.'라고 떠받든다.

마라톤은 30km[71% 경과] 전후가 되면 힘이 빠지고 넘어야 할 첫 고비가 온다. 마라톤 수영(10km)은 7.2km[72% 경과] 전후가 되면, 물잡기가 힘들어지기 시작하며 페이스도 느려진다. 두 종목 모두 71~72% 지점 전후에 첫 고비가 온다는 것이 비슷하다.

나는 마라톤 기록이 3시간 25분 09초이고, 마라톤 수영(10km) 기록은 3시간 24분 12초이다. 57초 차이로 1분도 차이가 나지 않는다. '마라톤 수영' 개인 기록을 깨기 위해, 2024년 서울 마라톤 목표를 3시간 24분 11초로 세웠다. 여러 가지 이유가 있었지만 결국 그 24분 벽을 넘지 못하고 3시간 25분 52초로 완주했다.

훈련을 충실히 할 때면 3시간 24분 11초에 재도전할 것이다. 남과의 경쟁은 자신의 기를 갉아먹게 된다. 나 자신과의 무리하지 않는 경쟁은 궁극적으로 성장을 이끈다.

그렇다면 '마라톤이 마라톤수영을 이겨낸다면' 어떤 기분일까? 용형호제가 호형용제로, 동생이 형을 뛰어넘는 순간이 되겠지….

# 수영과 달리기는 같다?

    수영에는 접영, 배영, 평영, 자유형이 있다. 가장 널리 하는 수영은 자유형이다.

    달리기는 천천히 뛰는 조깅이 있는가 하면, 경기로는 10km, 하프마라톤, 마라톤이 있다.

    수영 대표주자 자유형과 뛰기 대표주자 달리기를 함께 생각해 보았다. 자유형과 달리기가 얼마나 닮아 있는지 생각하면 할수록 유사함이 짙어진다.

### 1. 팔 젓기와 무릎 잽하기

    자유형은 '팔 젓기'가 중요하고, 달리기는 '무릎 잽하기'가 주요 동력이 된다. 달리기는 무릎을 조금만 올려서 잽하듯 툭툭 치며 앞으로 나아간다. 특히 장거리로 갈수록 그러하다. 보조 동력은 자유형은 발차기 그리고 달리기는 팔치기이다. 자유형의 팔은 달리기의 다리<sup>무릎</sup>에 해당하고, 자유형의 발은 달리기의 팔이 된다. 달리기 팔치기는 어깨에 힘을 빼고 최소의 에너지로 본인만의 리듬을 가지고 경쾌하게 친다.

    보조 역할을 하는 자유형의 경쾌한 발차기와 달리기의 경쾌한 팔치기는 모두 힘을 빼고 툭툭 쳐야 한다. 자유형 발차기를 툭툭하면 발목 관절이 시원함을 느낄 수 있다. 어깨에 힘을 빼고 경쾌하게 팔치기를 하면 더욱더 재미가 있다. 상체와 하체가 바뀐 것 말고는 다를 게 없다.

## 2. 리커버리/글라이딩과 체공, 캐치<sup>풀잡기</sup>와 착지, 풀<sup>pull</sup>/피니시와 지면 밀어내기

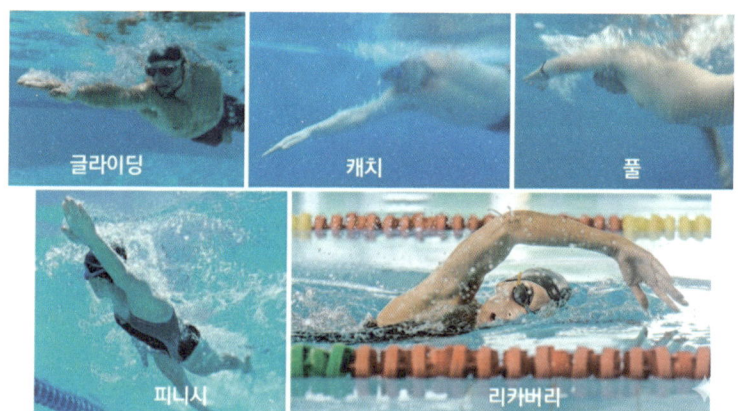

자유형 팔 젓기 동작은 5단계이다. 리커버리-글라이딩-캐치-풀-피니시.

달리기 발구르기 동작은 '체공-착지-지면 밀어내기' 3단계로 나눌 수 있다.

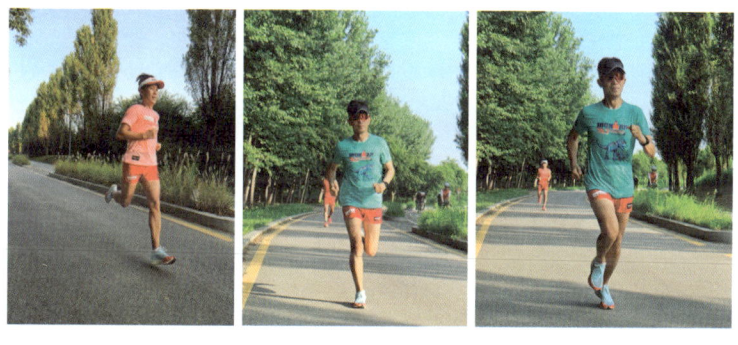

달리기 체공           착지                지면 밀어내기
수영 리커버리와 글라이딩   수영 캐치           수영 풀과 피니시

자유형 리커버리와 글라이딩은 달리기의 체공이다.

물속 미끄러짐 느낌은 '하늘을 나는 기분'이다. 달릴 때 두 발이 공중에 머무는 시간과 비슷하다. 달리기 체공 상태는 물속 미끄러짐만큼 편안한 느낌은 아니지만 휴식을 취할 만큼 여유를 느끼는 순간이다.

자유형 캐치<sub>물잡기</sub>는 달리기의 착지.

물을 잡아서 당기기 전에 에너지가 많이 축적된 것은 달릴 때 지면에 발이 닿아서 접촉한 시점이 된다.


자유형 풀<sub>물 당기기</sub>/피니시는 달리기의 지면 밀어내기.

잡은 물을 강하게 당기면 몸이 앞으로 빠르게 움직이듯, 지면을 강하게 종아리근육으로 밀어내면 보폭이 커진다.


### 3. 러너스 하이와 스위머스 하이

달리기를 할 때 베타엔돌핀이 분비되어 기분이 좋아지는 '러너스 하이 runner's high'가 있다. 러너스 하이는 '뇌의 화학적인 변화'로 희열을 느낀다. 수영할 때는 '스위머스 하이 swimmer's high'를 느낄 수 있다. 러너스 하이와 스위머스 하이는 느린 속도에서는 느낄 수 없다. 근육에 경련이 올락 말락 할 만큼 속도가 날 때 느끼는 경우가 많다. 스위머스 하이가 온 사례를 보자.

2025년 8월 9일, 십리포에서 장경리 해수욕장까지 4.9km 맨발로 바다수영을 했다. 마지막 1.5km는 함께 간 동생과 경합하듯 속도를 냈다. 왼쪽 종아리에 미세하게 경련이 올라왔다. 왼쪽 발차기 강도를 아예 낮추고 오른쪽 발차기에 의존해 앞을 나아갔다. 이번에는 오른쪽 종아리에 경련이 느껴졌다. 하는 수 없이 다시 왼발이 물을 밀게 했다. 전방 주시를 하니 대략 200m 남았다. 양발로 툭툭 물을 밀면서 장경리 해수욕장에 다다랐다.

몸 전체가 황홀감으로 휘감겼다. '스위머스 하이'가 찾아왔다. 새벽 3시에 일어나서 십리포 해수욕장에서 약 5km를 바다수영을 했지만 전혀 피곤하지기 않았다. 러너스 하이나 스위머스 하이를 느끼면 희열은 흥분 상태로 감정이 고조된다. 몇 시간 동안 유지되다가 자고 나면 황홀감이 열어지게 된다.

### 4. 좁은 11자로 팔 젓기 하고 무릎이 스치듯 11자 발 모양으로 달린다

자유형 팔 젓기는 11자가 되어야 보기가 좋을 뿐 아니라 에너지 손실이 생기지 않는다. 어깨너비의 11자 폭보다 좁은 11자로 글라이딩하면 에너지 효율이 더욱더 올라간다. 이때 절대 중앙선을 넘어오면 안 된다. 11자 발 모양은 같은 에너지로 더 멀리 갈 수 있다. '무릎이 스치듯 좁은 11자'는 '어깨너비에 가까운 11자'보다 에너지 효율이 좋을 뿐 아니라 자세가 더 보기 좋은 것은 자명하다.

### 5. 마라톤 수영과 마라톤은 기록도 비슷하다

10km 수영을 마라톤 수영이라고 부른다. 마라톤은 우리가 잘 알고 있는 42.195km이다.

나의 개인 기록을 보면 마라톤 수영은 3시간 24분, 마라톤은 3시간 25분이다. 그만큼 걸리는 시간과 힘듦 정도가 비슷하다. 재미나게도 마라톤 수영도 '서브 330'을 했니 못 했니 따지는 사람도 있다.

자유형은 물속에서 엎드려 하고 달리기는 지면에서 서서 하는 것 이외에 서로가 무척 닮아 있다.

# 1.5km 이상 바다수영 전에
# 바셀린을 고루 바르끼 않으면?

　어제 구봉도를 무핀으로 한 번도 쉬지 않고 3.9km를 수영했다. 늦게 출발한 것도 있었고 구봉도까지 가는 데도 평소보다 시간이 더 많이 걸렸다. 철인동호회 동생과 입수한 시간에는 아무도 없었다. 곧 만조에서 간조로 바뀌는 시간이었기 때문이다. 3.5km 넘어가면서 간조가 본격 진행되고 있는 것을 감지했다. 명상수영을 한다고 잠시 생각을 비웠더니 해안 쪽이 아닌 중국 쪽으로 수영하고 있었다. 하마터면 중국에 갈 뻔했다. 수영을 마치고 집에 와서 보니 수트의 목 쓸림에 목에 상처가 났다. 목 쓸림은 1.5km 이상 수영할 때 많이 생긴다.

　출발 전에 오른쪽 옆 목에 집중적으로 바셀린을 발랐는데 전방주시를 하려고 헤드업 하면서 목 뒤쪽이 쓸렸다. 같이 수영한 동생을 보느라 왼쪽 호흡하면서 왼쪽 뒷목도 쓸린 자국이 연하게 남았다.

　다음부터는 목 뒤에도 열심히 바셀린을 발라야겠다. 맨발로 쉬지 않고 간조에도 완주한 것에 뿌듯한 하루였다.


　바다 수온이 높아서 수트를 입지 않고 수영해서 겨드랑이가 쓸렸던 적도 있다. 수온은 27도. 수온이 24.5도가 넘어가면 수트 입고 수영하기가 불편해진다. 삼척 맹방해수욕장의 푸르름에 심취한 채 바닷속 새우, 전어, 숭어들과 인사하며 1.5km 수영을 했다. 다음 날 삼척 철인3종 대회가 맹방해변 바로 옆에서 열리므로 수영 종목 1.5km 거리를 채우고 싶었다. 1.5km 수영을 마치고 나서 다시 수영하는 순간, 왼쪽 겨드랑이가 따끔거렸다. 바닷물 염도가 높아서일까? 1.5km 동안 수없이 마찰한 겨드랑이가 쓸려 따가웠다.

수트를 입지 않고 바다수영을 1.5km 하면 겨드랑이가 쓸려 바셀린을 발라야 한다는 것을 새삼 알게 되었다.

# '동해 바다수영' 결국 해내다!

 

 

2019년 고성 철인대회에서 당항포 바다수영 1.9km를 한 적은 있지만, 취미로 하는 바다수영은 2021년 7월 24일 바다수영 동호회를 가입하면서 시작되었다. 바다수영 입문 후 가장 해 보고 싶은 로망이 '동해 바다수영'이었다. 2021년 10월 30일, '동해 고성 바다수영' 버킷리스트를 결국 성공해 냈다.

2021년 10월 10일 태안 12km 바다수영에 실패한 데 이어 10월 16일 양양 죽도 바다수영에도 실패했다.

태안 바수(이하 '바다수영'을 '바수'로 표기)는 전대미문의 역조류로 신두리에서 만리포까지 가지 못하고 8.5km 의항리에서 퇴수해야 했다.

양양 죽도 바수는 파도wave 높이에 제대로 준비하지 못했고 또한 너무 빨리 포기했다. 오전 6시 1.2m wave에 바수를 포기했다. 다른 곳에 들렀다가 죽도를 11시경 다시 찾았을 때는 가능했다. 오전 11시~2시는 0.9m wave로 파고가 낮아졌다. 같이 간 동호회 회원들 대다수는 바수보다 서핑을 선택하는 바람에 혼자 수영을 할 수 없었다.

양양 죽도 바수 실패로 올해 '동해 바수' 버킷리스트를 이루지 못하겠다고 체념하며 10월 29일 야간 골프 약속을 잡았다. 하지만 10월 17일 일요일 오후, 동호회에서 강원 고성 원정 바수 공지글이 올라왔다. 바로 신청하고 나서 골프는 못 가겠다고 다른 사람을 구해서 가달라고 양해를 구했다. 결국 그 골프 경기는 취소가 되었고, 원망을 많이 들었다.

어렵게 골프 약속도 취소하면서 가고 싶었던 '동해 바수'에 또다시 실패하고 싶지 않았다.

10월 19일부터 매일 파도 높이에 대해 분석했다. 조류는 입수 지점 이동에 따라 현지 대응이 가능할 것 같았지만, 파도 높이는 매일 6시, 12시 트렌드 분석하여 사전에 입수 가능한지를 보기로 했다.

우리가 입수했던 자작도 해수욕장과 송지호 해수욕장은 작은 해변이라 'Windfinder' 앱에는 나오지 않아서 가까이에 있는 북쪽 거진항과 남쪽 속초항을 참고했다. 다행히 10월 30일에 다가갈수록 파도 높이가 낮아져 30일 당일에는 0.6m의 파도에서 바수를 즐길 수 있었다.

10월 30일, 꿈꿔 온 동해 바수 로망을 이루기 위해 새벽 3시 30분 서울에서 고성을 향해 출발했다. 자작도 해수욕장 집결은 9시 30분인데 일찍 서두른 이유는 강원도 단풍 구경 관광객이 몰리는 시즌이라 교통 체증의 낭패는 피하고 싶었다. 고성까지 80여km 남겨 둔 내린천휴게소에서 한 시간 반 동안 차에서 단잠을 잤다. 8시 30분에 도착하여 자작도 해변을 거닐었는데 한적하고 평화로워 마음이 차분해졌다. 가까이에 보이는 백도는 우아함을 뽐내고 있고 자작도는 낮고 넓게 펴져 있어 많은 이들을 맞이할 준비가 되어 있었다.

9시 30분이 되어 준비 체조를 하고 자작도 해수욕장에 입수했다.

수온이 18도. 18도는 살짝 차가워 호흡이 편해지기까지 시간이 필요했다. 양말은 동계 버선을 신어서 괜찮았지만, 장갑은 여름용이라 보온이 되지 않은 영향이 체온까지 떨어뜨리는 것 같다. 자작도 해변에서 수영으로 백도로 향했다. 몇 년 전 백도흰 섬 해수욕장 표지판을 보고 나의 성 백白과 같아서 일부러 백도 해수욕장을 들렀던 적이 있어서 친근함이 있는 섬이기도 하다. 우리 대원들은 수영해서 백도에 도착해서 백도를 배경으로도 찍고 반대편 해변 쪽으로도 사진을 많이 찍었다.

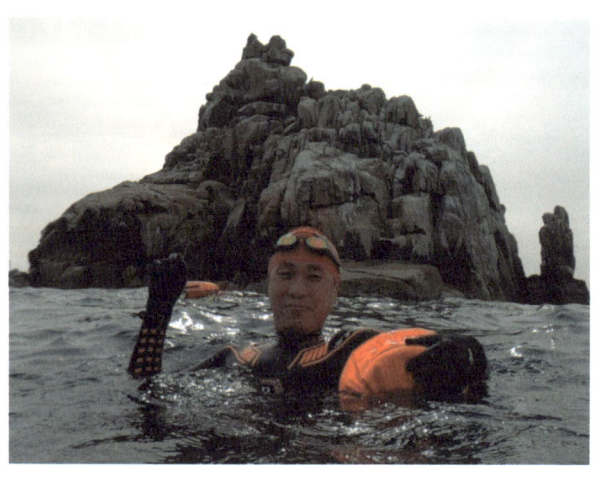

흰색이 자아내는 백도만의 우아함도 있고, 반대편 자작도 해변 먼 위쪽으로 설악산 울산바위도 보인다.

바닷물이 짠맛이 강함에도 맑고 깨끗한 바다에 떠 있는 즐거움에 살짝 상기된 기분이다.

사진을 다 찍고 나서 백도 중간을 관통할 수 있는 좁은 물길이 있었다. 간조 때에 지나가 봤다는 대원도 있었지만, 우리가 지나가려고 했던 그날에는 만조에서 간조로 바뀔 때여서 조류가 있었다. 파도가 갑자기 거세게

치지만 않으면 괜찮아 보여 18명 모두 통과하기로 했다.

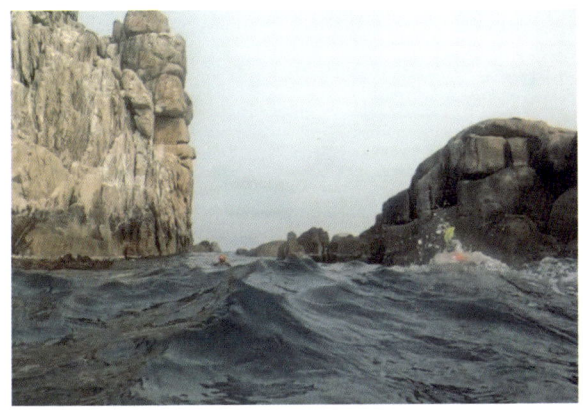

　11명은 유유자적 통과해서 지나갔고 나를 포함한 7명이 지나갈 때는 갑자기 파도가 거세게 치기 시작했다. 우둘투둘한 바위 표면이 부담되었다. 일단 안 다치고 봐야 해서 작은 바위에 올랐다가 갔던 길을 후퇴해서 빠져나왔다. 왜 하필 그때 백도가 강한 파도를 보냈는지 알 수 없지만 사람이 신성한 백도 사이를 지나가는 것이 마음에 들지 않았는가 보다.

　장갑을 착용하지 않아 김 대장은 바위에 손바닥을 긁히기도 했고, 이 대장도 바위벽에 부딪혀 하마터면 사고가 날 뻔했다. 무리수를 두며 위험이 도사리고 있는 좁은 물길을 끝까지 뚫고 나가지 않았던 것이 잘한 선택이라고 믿었다. 우리는 언제 그런 일이 있었냐는 듯이 유유자적하게 백도에서 자작도로 이동했다. 자작자작 펼쳐져 있다고 해서 자작도라 불린다. 자작도로 이동하면서 수심이 낮은 바닷속에 헤엄치는 물고기와 조류 따라 춤추고 있는 해조류를 더 많이 보기 위해서 수영할 때 오른쪽 호흡 주기를 2번에서 4번으로 바꾸어 물속에서 더 많은 물고기와 해조류를 보았다. 해조류가 많아서 마치 물속에서 잔디 위를 걷고 있는 기분이었다. 이내 자작도에 상륙해서 잠시 휴식 시간을 가졌다. 자작도 해수욕장에 도달하기 전에 해변 근처에는 서핑 애호가들이 유유히 서핑을 즐기고 있었다. 백도와 자작도 2.5km 바수로 오전 일정을 마쳤다.

차로 이동하여 송지호 해수욕장 근처에 있는 중국집에 가서 꿀맛 같은 볶음밥과 짬뽕을 먹고, 송지호 해변에서 따뜻한 커피도 마시면서 서핑하는 사람들 구경도 하였다. 이윽고 송지호 해수욕장에서 입수하여 죽도로 수영해 갔다.

고성 죽도는 양양 죽도의 환경과 너무 닮았다. 수심이 낮은 해변은 서핑하기에 더없이 좋아 보인다. 죽도로 가는 바다에서 파도가 눈앞에까지 밀려오면 물속에 들어갔다가 파도가 지나가면 다시 물 위로 나왔다를 반복했다. 파도가 안 칠 때에는 수영해서 앞으로 나아갔다. 50m 넘게까지 전진한 후 죽도를 끼고서 시계 방향으로 돌기 위해 좌측으로 나아갔다. 파도가 조금 거칠게 느껴진다. 힘차게 팔을 저으며 가는데 바다 아래에는 여전히 물고기가 여유 있게 노닐고 있었다. 죽도 끝자락까지 와서 죽도 바위에 상륙하는데 파도의 흐름을 잘 타고서 올라야 했다. 죽도 바위가 백도의 표면이 뾰족한 바위와는 다르게 매끄러워 바위에 부딪히지만 않으면 어려움이 없이 죽도에 상륙할 수 있었다. 18명 중 10명만 상륙하고 나머지 8명은 안전을 위해서 올라오지 않고 죽도의 작은 섬에 바로 가서 해루질을 먼저 했다.

상륙한 10명은 죽도 섬 정상에 오르니 감탄사로 절로 나온다, "여기가 파라다이스다!" 따스한 햇볕이 죽도 정상에 있는 우리를 비추고 있고, 우리는 해안가를 보고 있노라면 더 이상 바랄 것이 없는 낙원에 와 있었다.

흥분을 감추지 못한 채 여러 장 사진을 찍었다. 그리고 8명이 먼저 가 있는 죽도 작은 섬에 들러 소라, 게 등을 함께 잡았다.

　죽도의 작은 섬에서 송지호 해변까지 파도가 가지런히 해안 방향으로 치고 있어서 수월하게 수영할 수 있었다. 해변에서 대략 100m 안쪽으로 떨어져 있는 곳에는 서핑하기에 좋은 파도가 끊임없이 몰려왔다.

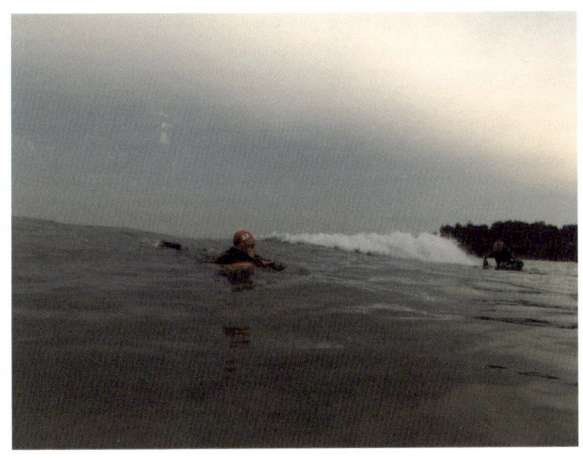

바다수영 장비로 서핑하는 모습

　서핑의 테이크오프<sup>보드에서 일어나는 동작</sup>는 다음과 같다. 파도가 보드의 테일<sup>보드 뒤쪽의 끝</sup>을 들어 올릴 때, 손으로 두세 번 더 패들링 한다.
　패들링 후 푸쉬업<sup>상체 일으킴</sup>과 스탠드업<sup>뛰어 오르는 느낌으로 앞발을 양손의 연결선에 오도록 해서 몸 전체를 일으킴</sup>을 신속히 한다.

　바다수영 장비로 테이크오프는 못 하지만 서핑 기분을 낼 수 있을까 생각하며 재미있게 서핑하는 방법을 생각해 냈다. 부이는 몸과 동일한 방향이 되게 세로로 해서 상체 아래에 놓는다. 파도가 오는 걸 확인한 후 패들 링 대신 발차기를 빠르게 하다가 파도가 하체를 들어 올릴 때까지 몇 번 더 발차기하면 파도가 몸을 밀면서 파도와 한 몸이 되어 앞으로 가는 희열을 느낀다.

죽도 3km 바수로 오후 일정을 마쳤다.


청정지역이라 불리는 강원 고성 해안 5.5km를 누비며 하루를 보내고 나니 머리가 맑아지고 오히려 컨디션이 좋아졌다. 이런 기분이 "도파민이 분비되는 기분이구나!"

즐거운 기분으로 쉬지 않고 3시간 20분을 운전해서 집에 왔다. 잠자기 전까지도 파도의 설레는 울렁임이 남아 있었다. 도파민이 계속 분비되어 환각 상태가 한동안 계속되었다. 평화롭고 아름다운 해안과 가지런한 에메 랄드빛 파도가 있는 강원 고성이 좋다!

# 제주 앙매봉 동굴과 황우지 언녀탕을
# 바다수영으로 만나다

2022년 4월 23일 토요일, 제주 바다수영으로 2022년 바다수영의 서막을 올린다. 금요일 밤에 잠을 일찍 자야 알람을 맞춰둔 4시 40분에 쉽게 일어날 것 같다. 항공권 체크인을 하고 BOARDING PASS까지 마치고 잠을 자려고 눈을 감았다. 잠이 안 온다. 뭔가 빠뜨린 게 없는가 생각도 하고 오랜만에 타는 비행기에 앉는 모습도 떠올리고 무엇보다도 내일 펼쳐질 화려한 서귀포 세 곳에서 바다수영을 한다고 생각하니 설렌다. 언제 잠든지도 모르게 새벽에 알람이 울렸다. 지하철 첫차를 타면 5시 40분에 김포공항역에 도착해서 부지런 떨면 6시 10분 출발 제주향 비행기를 탈 수 있지만, 코로나 거리두기 해제로 공항이 붐빌 것 같아서 택시를 타고 여유 있게 국내선 탑승장에 5시 20분에 도착했다.

비행기가 이륙하고 곧 하늘 정상에 올라서 화창한 햇볕이 창가로 들어오고 창밖 아래를 내려다보니 마치 함박눈이 내린 것 같은 포근한 눈길이 펼쳐져 있었다.

제주 공항에서 리무진 24인승을 탑승하여 대부 바수 동호인 22명은 서귀포시 새연교로 이동했다. 서울에서 제주까지 비행기로 새벽부터 시작한 일정은 세 번의 각기 다른 입수 일정으로 알차게 꾸며져 있었다.

1차는 새연교에서 황우지 선녀탕, 2차는 자구리에서 정방폭포, 3차는 용머리해안 바다수영이었다.

　새연교에서 제주 현지 동호회 제주 바수 2명도 합류해서 24명이 수트로 갈아 입고 새연교 아래로 입수하려는데, 신고를 받고 달려온 경찰이 입수 제지를 했다. 바다수영 신고를 미리 하지 않아서 입수할 수 없다는 것이었다. 제주 바수 회원 도움을 받아서 파출소에 신속하게 신고를 해서 입수를 할 수 있었다. 어느 누구도 우리의 나아감을 막지 못했다!

　새연교에서 입수했는데 대기 온도는 18도지만, 수온은 2도가 낮은 16도였다. 작년 강원도 고성에서 18도일 때, 동계 장갑을 착용하지 않아서 호흡이 편해지기까지 시간이 필요했었다. 그 경험을 살려서 제주 바수에는 동계 장갑을 착용해서 물이 차갑다는 느낌을 직접적으로 받지는 않았다. 새연교 출발 지점의 바다는 고성에서 봤었던 바다 안 초록빛이 없어서 조금 실망했다. 그날따라 파도가 더 일어서 바닷속은 맑게 보였지만 색깔이 에메랄드빛이 아니어서 조금 쓸쓸한 기분마저 감돌았다. 조금 더 가니 황우지 선녀탕에 도착했다. 일주일 전에는 환경 보호 및 코로나 거리두기로 선녀탕 입구를 차단했다고 한다. 우리는 운이 좋게도 어려움 없이 선녀탕에 들어갈 수 있었다. 선녀탕 안에 들어가니 감탄사가 터져 나온다!

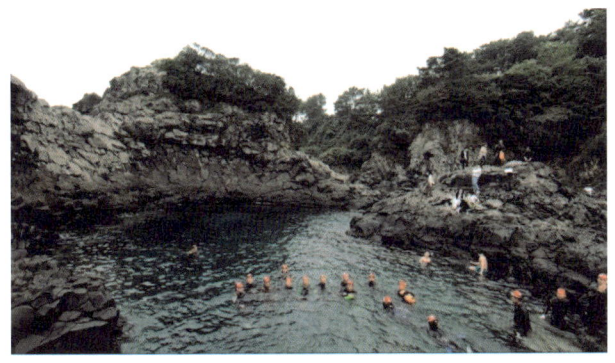

　황우지 선녀탕은 선녀들이 지상에 내려와서 목욕하고 갈 만큼 경관이다. 무지개 모양의 황우지 해안 절벽이 선녀탕으로 연결되어 선녀들이 무지개를 타고 내려와서 선녀탕에 놀다 간 것이 가히 상상된다. 에메랄드빛 바닷속 큰 웅덩이에서 선녀가 목욕하던 곳이 틀림없었다! 누가 시키지도 않았는데도 우리는 신이 나서 접영하고 덕다이브를 하는가 하면, 이 선녀탕에서는 뭐든지 하고 싶은 은은한 행복감이 밀려왔다. 눈에 많이 담아 왔는데도 벌써 그립고, 이 아름다운 선녀탕의 절경들이 시간이 지나면 점점 기억에서 옅어지겠지….

　선녀탕에 들어가는 입구에는 폭이 5m가량의 물에 닿아 있는 다리가 있었다. 선녀탕에 갈 때는 다리 옆길로 갔지만, 나올 때는 다리 밑 물속으로 빠져나올까? 생각했다. 수트를 입고 부이가 몸에 달려있어서 다리 아래를 통과하기는 불가능했고, 부이 없이 통과하는 데도 수트의 부력 때문에 물속 깊은 곳으로 들어가서 그 깊이를 유지하며 다리를 통과해야 하는 부담감으로 다리 옆길로 이동했다. 몇몇 대원들은 다리 아래로 이동했고, 대장은 부이 공기를 덜 빼고 통과하다가 부이가 다리 밑에 떠서 교착 상태가 되었지만, 위험하기 직전 상태까지 가서 부이 버클을 해체하고 다리를 빠져

나왔다. 아무리 날고 기는 고수라도 바다에서는 항상 긴장해야 하고, 위험이 발생할 수 있는 곳에서는 더욱더 조심하고 위험을 회피하는 지혜가 필요하다.

선녀탕에서 새연교로 바로 돌아가지 않고 일정에 없었던 외돌개와 삼매봉 동굴에 가기로 했다.

외돌개는 용암 바위가 오랜 세월 파도에 깎이고 남은 높이 20m, 폭 7~10m의 돌기둥이다. 외돌개 뒤쪽으로 가보지 않았지만 이미 외돌개 앞면만 봐도 굳센 의지의 외돌개 기상이 느껴진다. 선녀탕의 에메랄드빛 바다가 외돌개까지 이어지다가 삼매봉 동굴 앞에 멈추니 백두산 천지의 푸른 옥빛이 확 펼쳐진다.

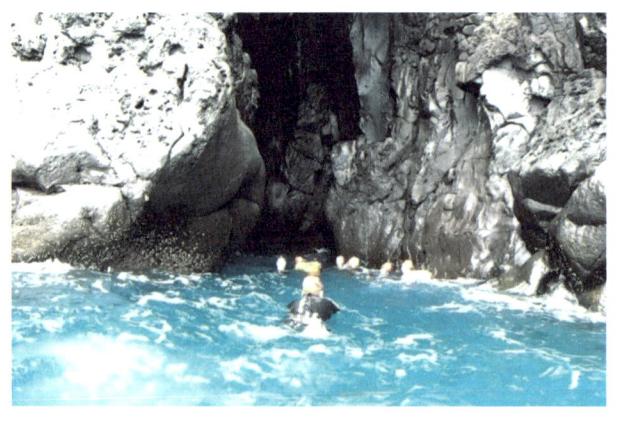

삼매봉 동굴

이게 뭐지, 순간 푸른 물빛에 놀라고 동굴 안에 들어가니 선녀탕과는 또 다른 신성함이 물씬 풍겼다. 동굴 안에는 파도가 치고 있었고, 우리는 동굴 가장 안쪽의 벽까지는 가지 않았다. 작년 강원도 고성 백도 바다수영 때의 좁은 물길을 지나갈 때 갑작스러운 파도로 위험했던 기억이 떠올랐다. 동굴 끝까지 가서 벽을 만져 보고 싶었지만, 파도가 갑자기 동굴 안으로 몰아치면 사고가 생길 수 있다. 아쉬울 때가 가장 아름다운 순간이라고 다독이며 동굴을 빠져나왔다. 일반인들은 동굴 진입로가 좁아서 배를 타고 들어가지 못하겠지만, 우리는 바다수영으로 이렇게 가까이 가서 보고 느끼고 즐길 수 있는 것이 무척 다행이다. 선녀탕에서 외돌개를 지나 삼매봉 동굴까지의 물길을 '로맨틱 스팟'이라 부르고 싶다.

새연교로 돌아와서 리무진으로 자구리로 이동했다.

2차 입수는 자구리에서 정방폭포를 찍고 돌아오는 0.8km 일정이다.

높이 23m의 정방폭포는 입장료 2천 원을 내고 관광객들이 관람할 수 있는 곳이다. 천지연폭포, 천제연폭포와 더불어 제주도 3대 폭포 중의 하나이다.

1차 입수의 선녀탕, 외돌개, 삼매봉 동굴의 절경이 아른거려 정방폭포에 도착해도 그만큼의 감흥이 차오르지 않았다. 폭포 가까이에 가지 않아서일까? 아니면 나이아가라 폭포와 같이 웅장하지 않아서일까? 그래도 우리는 아기자기한 세련된 풍채를 뽐내고 있는 정방폭포 앞에서 사진 찍는다는 소리에 마냥 즐겁기만 했다.

자구리 출발지에는 조그만 민물 욕장이 있었고, 그 물로 짠 바닷물을 씻어 내고서 3차 입수지인 용머리해안으로 이동했다.

3차 입수는 입수하여 산방산을 왼쪽에 끼고서 용머리해안을 찍고 다시 돌아오는 1.8km 일정이다.

용머리해안은 관광객이 선녀탕과 정방폭포보다 훨씬 많으며, 간조 때만

육지에서 해안으로 입장료 2천 원을 내고서 절경을 감상할 수 있다.

용머리해안은 이름 그대로 해안이다 보니 넓게 펼쳐져 있어서 많은 관광객을 수용할 수 있었다.

우리가 바다수영할 때도 간조 때라 관광객을 볼 수가 있었으며, 관광객들은 손을 흔들며 우리를 반갑게 맞아 주었다. 관광객들이 용머리해안을 가까이서 자세히 찍을 수 있지만, 우리는 해안 전체 배경을 찍을 수가 있었다.

용머리해안을 지나갈 때는 우아하게 관광객들 앞을 지나갔고, 해안을 돌아올 때는 '우리가 바다수영인이다'를 뽐내며 힘차게 팔을 저었다. 오른쪽 호흡을 하면서 해안을 바라보니 일부 관광객은 절경 찍는 걸 멈추고 수영하는 우리 대원들을 신기한 듯 사진을 찍으면서 반가움을 나타냈다. 우리는 그 환호에 맞춰 더욱더 힘차게 물을 가르며 나아갔다. 이건 완전 철인대회에 참가해서 갤러리의 응원과 환호를 받는 기분이다. 철인대회 수영 종목은 주로 바다와 호수에서 하므로 갤러리가 없다. 우리는 절경을 보면서 갤러리와 함께하면서 긴 하루의 바다수영 여정을 마무리했다.

이틀이 지나 당일 찍었던 동영상을 보는데도 가슴이 뛰고 다시 설렌다. 이게 진정한 바다수영의 매력이고, 육지에서는 범접할 수 없는 바다수영인만의 특권이다.

# 수영으로 부산을 누비다

부산이라는 도시는 듣기만 해도 친근함이 먼저 생긴다. 1년간 살기도 했고, 무엇보다도 바다가 많아서 더욱더 마음이 편해지는 곳이다.

그런 이유로 부산에 놀러 가면 주로 광안대교를 지나 해운대를 자주 갔었다. 기회가 되면 태종대도 놀러 가곤 했다. 그런 바다를 직접 수영해서 간다는 것이 설레지 않을 수가 없다.

2022년 6월 4일 0시.

수원에서 관광버스로 출발해서 새벽 5시에 부산에 도착했다. 스트레칭을 충분히 하고서 5시 37분 해운대 해수욕장에 입수했다.

첫 번째 코스는 해운대에서 광안리 해변까지 4km.

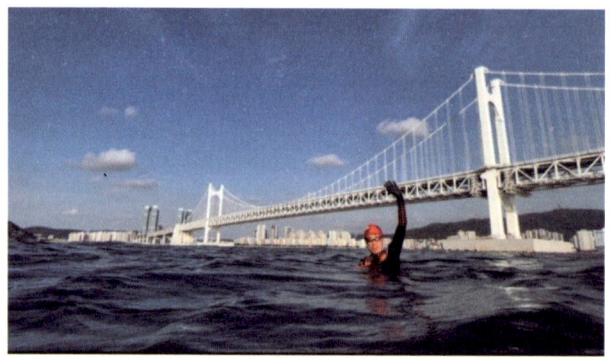

광안대교 앞에서

　16도의 차가운 해수는 동계 장갑을 뚫지 못했다. 해운대에서 함께 출발한 우리는 누리마루를 오른편으로 지나갔다. 1.5km가량 갔을까. 광안대교에 도달했다. 웅장한 광안대교를 배경으로 왼팔을 번쩍 들어 나의 흔적을 사진에 남겼다. 이 광경은 평생 짜릿한 추억으로 간직될 것이다. 광안대교의 오른쪽 아래를 관통해서 쭉 직진해서 시계탑 밑 광안리 백사장까지 팔을 저었다. 아침 식사를 하고 황령산 전망대에 오르니 탁 트인 바다 전경이 펼쳐진다.

　두 번째 코스는 태종대 감지해변에서 흰여울마을까지 4.4km.
　수영해서 가는데, 중간에 자갈 동굴이 모습을 드러냈다. 동굴의 비밀 문까지 가까이 갔다. 수심이 낮은 물속에서 서투른 프리다이빙도 했다.

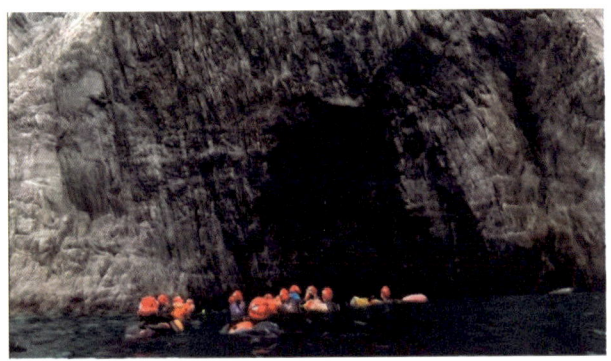

자갈 동굴

마지막 코스는 송도해수욕장.

버스로 태종대에서 송도로 이동했다. 송도해수욕장에서 300m를 유영하면서 바다수영 하루 일정을 마무리했다.

긴 하루 여정을 마치고 수원으로 다시 돌아왔다. 자정에 도착해서 서울 집까지 운전해서 오니 1시가 넘었다. 꽉 찬 하루가 이렇게 재미나게 흘러갔고 소중한 추억이 쌓여 갔다.

대부 바수 동호회에서 2021년 10월 강원 고성, 2022년 4월 제주 서귀포에 이어 6월 부산 바수까지 가고 싶은 곳은 모두 가보게 되었다. 이제 나는 바수인이다.

이런 값진 추억을 만들어준 대부바수에 고마움을 표한다.

# 바다수영은 파도 높이
# 1m 이내에 해야 안전하다

2024년 7월 28일 일요일 태안 바수<sup>바다수영</sup>를 다녀올 계획이었다. 북쪽 만대항에서 남쪽 음포 해수욕장까지 12km 거리다.

7월 25일 목요일 오전, 벌써 복병을 만났다. 해상 날씨를 확인할 때 사용하는 'windfinder' 앱을 검색해 보니 바수 당일 오전 6시 파도가 벌써 1.1m, 9시는 1.2m까지 커진다.

그래도 '곧 파고가 낮아지겠지.'라고 생각하며, 오후에 다시 검색해 보았다. 바수하러 가기로 한 28일 오전 6시에 오히려 1.3m까지 올라갔다. 바수하는데 파도 높이는 얼마까지가 안전할까?

파도 높이는 1m 이내가 바수에 적합하다. 1m 이내가 안전하고, 1m 이상은 자제하는 것이 좋다. 눈으로 보는 것과 실제 파도와 함께 바다에 있는 것은 체감상 아주 다르다. 바다를 알면 알수록 더욱더 조심하고 겸손해야 한다.

26일 금요일 오전, windfinder를 검색해 보니, 오전 6시가 1.3m로 예측되었다. 그나마 다행인 것은 오후에도 1.3m였다.

금요일 오후부터 꺾여서 토요일 오전 0.7m, 오후 0.5m 이하로 꺾이는 흐름이면 바수가 가능할 것이다. 다행히 금요일 오후에 1.1m까지 내려갔다.

　토요일 오전 일어나자마자 앱을 검색했다. 일요일 6시부터 오후 시간까지 1.2m를 유지했다.

　아쉬움을 뒤로하고 다음을 기약하기로 했다.

　사람은 대자연을 이길 수가 없다. 자연과 조화롭게 지내야 하며, 항상 자연 앞에서는 겸손을 잃지 말아야 한다.

# 52번밖에 없는 주말이 소중하다 - 소야도 바다수영

    나는 철인3종을 취미로 하고 있다. 철인3종만 하기에는 왠지 조금 심심하다. 철인3종 이외에 재미나는 게 많은데 그것만 하고 싶지 않다. 시간을 한정적으로 사용해야 하기에 가치와 즐거움이 큰 것을 먼저 해야 한다. 1년에 52번밖에 없는 주말이 더욱 소중하게 여겨진다. 그래서 더 재미나는 취미로 바다수영을 한다. 당일 코스로는 가고 싶은 곳을 여럿 다녀봤지만 1박 2일로 간 적은 없었다. 바다수영 동호회에서 '소야도 1박 2일 바수'를 희망하는 사람 20명을 선착순 모집했다. 나는 신청부터 먼저 했다. 순식간에 20명이 마감되었다. 2024년 8월 31일, 우리는 그렇게 방아머리 선착장에서 소야도행 배를 타게 되었다.

    1시간 40분 동안 배 위에서 시간을 보내고 소야도에 도착했다. 펜션에 짐을 풀고, 같이 간 분들이 만든 삼계탕을 먹고선 때뿌루 해수욕장에서 4km 수영을 했다. 중간에 뭍에 올라서 쉬는 시간에 긴 대나무로 '아이언맨' 놀이도 했다.

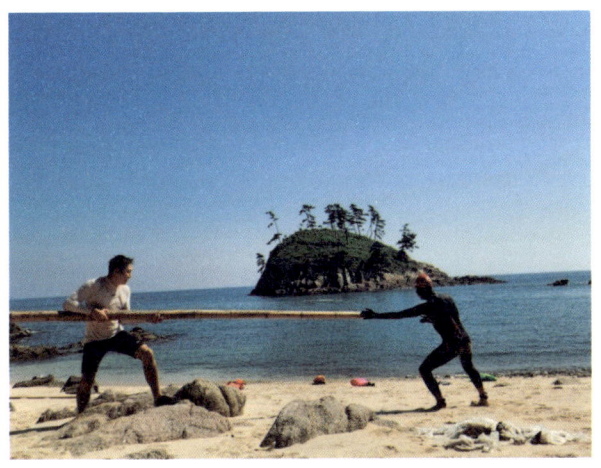

　때뿌루 해수욕장을 출발해서 한 바퀴를 돌기에 시간이 넉넉지 못한 것도 있지만 역조류가 심한 구간이 있어서 나머지 3분의 1은 산행을 했다. 허기지고 갈증이 나서 철인3종 경기 이상으로 환경이 좋지 않았지만 즐거움을 유지한 채 숙소에 무사히 도착했다. 저녁에는 삼겹살 파티를 했다. 배부르게 먹고 나서 휴식을 하고 있는데 같이 간 동생이 때뿌루 해수욕장 바닷길 산책을 적극 추천했다.

　한 팀을 꾸려 썰물 때의 바닷길을 걸었다. 하늘에는 수많은 별이 수놓았고, 우리는 연거푸 감탄하며 감상했다. 발바닥에 느껴지는 탄탄한 갯벌의 으깨짐이 너무 포근했다. 혼자 걸으면 쓸쓸할 수도 있을 것 같다. 밤하늘의 아름다운 별들을 사진에 담기지가 않는 것이 못내 아쉬웠다. 이렇게 소야도의 하루가 저물었다.

　소야도 이틀째.

아침 5시 20분 기상해서 6시 20분에 때뿌루 해변에 입수했다.

어제 해변 왼쪽으로 수영했다면, 오늘은 오른쪽으로 바수를 했다. 어제 착용했던 자외선 차단 마스크와 핀을 빼고서 수영했다. 핀 없이 하는 게 오히려 편했다. 하체에 수트 부력을 느낄 수 있었고 롤링도 한결 수월했다.

2.1km를 자유형으로 했는데 잠시 쉴 때는 부이를 목 베개로 하고서 배영 발차기를 했다. 누워서 하늘을 쳐다보며 휴식하는 것은 바수의 매력 중 하나이다. 숙소에 돌아오니 라면과 죽이 준비되어 있었다. 자원봉사 하시는 분 덕분에 맛있게 아침 식사를 해결했다. 아침 식사 후 트레일 산책하러 혼자 움직였다. 좋은 길을 찾지 못하고 공도와 둑길을 산책하다 숙소로 다시 돌아왔다.

바다는 아무리 봐도 볼 때마다 마음이 평온해진다.

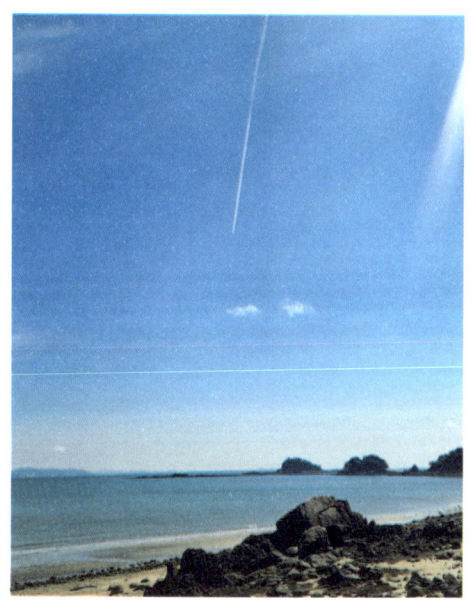

소야도에서 오후 3시 배를 타려고 조금 일찍 도착해서 아이스초코를 한 잔 마시며 배를 기다렸다.

승선해서 방아머리까지 1시간 50분 동안 배를 타고 갔다. 중간에 선실에 누워 잠깐 눈을 붙였다가 일어나서 동행들과 담소도 나눴다.

한적하고 평화로운 섬, 소야도를 다시 찾을 것 같다!

# 한강 왕복 수영하는 데
# 속도가 얼마가 적당할까?

　어제 롯데타워 전망대에 고등학교 동창들과 놀러 갔다. 고속 엘리베이터로 전망대까지 올라갔다. 초속 8m로 빠른 속도로 올랐다. 전망대 층에 내리니 기압차로 귀가 먹먹해졌다. 코를 막고 귀속부터 공기가 두 골 가득 차도록 해서 막혀 있는 공기를 밀어냈다. 정상 상태로 마음이 평온해지니 바깥 경치가 보이기 시작했다.

　먼저 잠실대교 밑 '잠실 수중보'가 눈에 들어왔다. 잠실 수중보는 편도 900m, 왕복 1,800m이다.

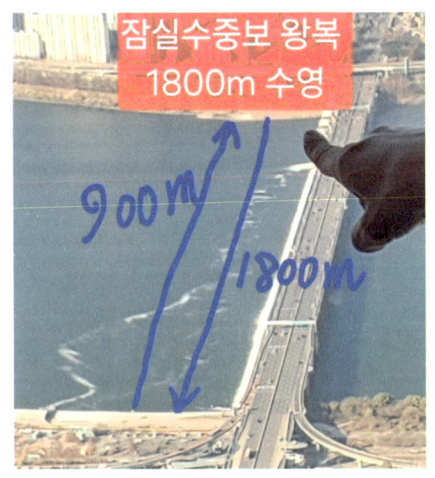

2024년 통영 철인3종 경기에서 유이의 빠른 수영 기록이 화제가 되었다. 아래 내용은 방송에서 확인한 '무쇠소녀단'의 기록이다.

유이는 1.5km를 26분 48초로 수영을 마쳤다. 100m 페이스로는 1분 47초 20의 속도로, 아마추어 속도치고는 아주 빠른 속도로 수영했다. 통영 대회 수영 1위 속도도 궁금해서 찾아보니 17분 7초로 상상이 안 되는 속도였다. 일반적으로 아마추어 수준에서 빠름의 기준은 100m 페이스 2분으로 1.5km 를 30분으로 잡으면 될 것 같다. 유이의 자세한 기록은 다음 표와 같다.

| 종목 | 유이 | 박주현 | 설인아 | 진서연 | Cut off |
|------|------|--------|--------|--------|---------|
| 수영 | 0:26:48 | 0:35:49 | 0:30:58 | 0:48:07 | 0:50:00 |
| T1 | 0:02:35 | 0:02:43 | 0:03:09 | 0:03:04 | |
| 자전거 | 1:39:35 | 1:34:07 | 1:32:40 | 1:38:09 | |
| 누적 | 2:08:58 | 2:12:39 | 2:06:47 | 2:29:20 | 2:30:00 |
| T2 | 0:02:16 | 0:02:12 | 0:02:09 | 0:02:37 | |
| 달리기 | 0:51:32 | 0:56:30 | 1:05:32 | 0:56:01 | |
| 합계 | 3:02:46 | 3:11:21 | 3:14:28 | 3:27:58 | 3:30:00 |

## 1.5km 수영

| 100m 페이스 | 기록 | 소요시간(초) | 비고 |
|-------------|------|--------------|------|
| 1분08초47 | 0:17:07 | 1027 | 통영 대회 수영_1위 |
| 1분40초 | 0:25:00 | 1500 | 동호인 매우 빠름 |
| 1분47초20 | 0:26:48 | 1608 | 통영 대회_유이 |
| 2분 | 0:30:00 | 1800 | 아마추어 빠름의 기준 |
| 3분 | 0:45:00 | 2700 | 아마추어 |
| 3분20초 | 0:50:00 | 3000 | Cut off |

한강 왕복1.8km을 하는 데 적당한 속도가 얼마일지 환산해 보았다.

## 1.8km(잠실 수중보 왕복) 수영

| 100m 페이스 | 기록 | 소요시간(초) | 비고 |
|---|---|---|---|
| 1분08초47 | 0:20:32 | 1232.46 | 통영 대회_수영 1위 |
| 1분40초 | 0:30:00 | 1800 | 동호인 매우 빠름 |
| 1분47초20 | 0:32:09 | 1929.6 | 통영 대회_유이 |
| 2분 | 0:36:00 | 2160 | 아마추어 빠름의 기준 |
| 3분 | 0:54:00 | 3240 | 아마추어 |
| 3분20초 | 0:60:00 | 3600 | Cut off |

유이 속도로 32분이 걸린다. 아마추어의 빠름의 기준100m 2분 페이스으로는 36분이 소요된다. 한강 왕복 1.8km 대회가 열린다면, Cut off는 60분이 될 것 같다. 철인3종 입문하는 선수는 한강 왕복 수영할 때, 36분과 60분을 염두에 두고 연습하면 도움이 되고 본인의 현재 수준을 알 수 있게 된다.

# 수트도 생명체다

바다수영이나 철인3종을 하면 수트를 사게 된다. 수트를 입으면 갑작스럽게 냉수대를 만났을 때 체온 유지가 가능하여 심장마비를 피할 수 있고, 해파리 · 물벼룩 · 날카로운 바위 · 햇볕 · 낮은 파도로부터 보호받을 수 있다.

수트가 우리 몸을 보호해 주지만, 수트도 생명체인 것을 망각해서는 안 된다. 수트를 잘 보살피고 보관하면 10년도 입을 수 있다. 반면 바다에서 사용 후 물로 잘 헹구지 않거나 직사광선에 말리면 수트 수명이 짧아진다. 내가 직전에 입었던 수트는 2021년 9월에 사서 2025년 6월까지 3년 10개월을 입었다. 수트 오른팔이 찢어지고 어깨가 부식되어 해어졌다. 왼쪽 가슴쪽 이음 부위에는 작은 구멍이 났다.

찢어진 수트가 더 찢어지지는 않을까 걱정하기 싫어 새 수트를 샀다. 2025년 7월 5일 승봉도 바다수영에 새 수트를 개시했다. 직전에 입었던 것<sub>아래 좌</sub>도 새로 산 것<sub>아래 우</sub>도 모두 STM의 파렙 모델이다. 새로 장만한 수트는 2025년 신상 제품 Gold pro 2이다. 같은 동호회 회원과 같은 수트를 입고 같은 장소에서 함께 수영하는 것이 부담되어, 희소성이 있는 최신상 모델을 샀다. 동호회 공구 가격으로 사면 신모델도 기대 이상으로 저렴하게 살 수 있다.

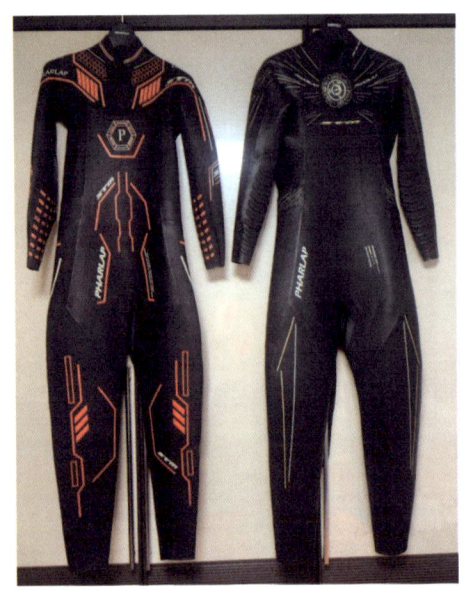

수트 구형　수트 신형

　수트 사이즈는 구형이 LT인데 반해, 신형은 한 사이즈가 큰 XL를 샀다. 바다수영 동호회 멤버가 신상 STM 수트를 샀는데, 사이즈가 작게 나와서 팔 돌리기가 힘들다고 불평한 게 떠올랐기 때문이다. 사진을 보면 사이즈가 비슷해 보이지만, 착용하기가 무척 편해져서 마음에 쏙 든다. 승봉도 바다수영을 하고 나서 수트를 수돗물로 몇 번 헹궜다. 집에 돌아와서도 샤워기로 한참을 수트 안팎을 씻었다. 마지막으로 햇볕에 말리지 않고 그늘에 말렸다. 십 년을 입기 위해서는 이런 수고가 힘들다고 여기지 않기로 했다.

## 3장

# 사이클과
# 철인3종

두 바퀴에
두 다리를 태우면,
사이클

# 목 뻐근하지 않게 장거리 사이클 타기

사이클에서 장거리의 기준을 잡기가 어렵다. 개개인의 실력이 많이 다르기 때문이다. 고수는 90km가 그렇게 멀지 않다고 느끼겠지만, 일반 동호회 회원에게 이 거리를 쉬지 않고 달리라고 하면 망설일 거리이다. 장거리 기준이 정해져 있지 않지만, 90km는 철인3종 하프 대회의 사이클 종목 거리인데, 나는 여기서 편의상 90km 이상을 장거리라고 표현하고자 한다.

장거리 사이클을 타고 나면 많은 동호회 회원이 목이 뻐근하다고 한다. 어떻게 하면 장거리 사이클 후 목이 뻐근하지 않을까? 우리가 충분히 해답을 알고 있을 것 같지만 실제로 행하는 사람이 많지 않다.

'목 뻐근하지 않게 장거리 사이클 타기'를 위해 4가지 방법을 제시하고, 이해를 돕기 위해 동영상도 실었다.

## 1. 출발 전 충분히 스트레칭하라

목과 어깨를 중심으로 스트레칭한다. 양방향으로 목 회전 돌리기, 머리 좌우 90도 도리도리 돌리기, 어깨 으쓱으쓱 스트레칭, 양방향으로 활시위 팔 스트레칭, 양손 어깨 위 고정하여 어깨 돌리기 등 꼼꼼하게 스트레칭한다. 한 개 동작도 최소 열까지 세면서 한다. 특히 가장 중요한 '팔방 목 스트레칭'을 잘해야 한다. 팔방은 여덟 개의 방향을 말한다.

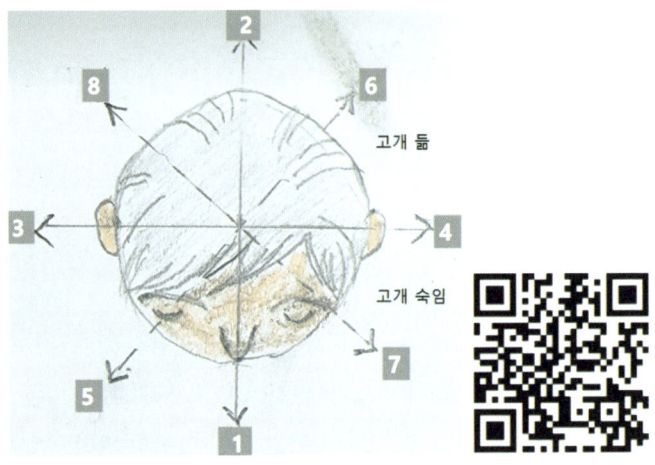

팔방 목 스트레칭

대각선 스트레칭 5~8번은 잘하지 않는 스트레칭이다. 그 중 머리를 위로 올리는 6번과 8번은 더욱더 하지 않는다. 6번과 8번 스트레칭을 하면 목 앞쪽 근육이 풀린다. 5번과 7번 스트레칭도 꼼꼼히 해서 목 전체 근육을 풀어주도록 하자. 팔방 목 스트레칭은 손바닥으로 '무릎 땅에서 뽑는' 느낌으로, 위쪽으로 당겨서 스트레칭한다. 위로 당기는 이유는 목 척추 디스크 간 간격을 더 벌려서 목 디스크를 예방하고자 하는 목적도 있다. 스트레칭을 부족하게 해놓고선 장거리 라이딩 후 목이 뻐근하고 아프다고 하면 앞뒤가 맞지 않는다.

### 2. 라이딩 중에도 어깨와 등 스트레칭을 가볍게 한다

라이딩 중에 고양이 등처럼 볼록하게 어깨와 등을 둥글게 말았다가 펴준다. 다시 오목하게 등을 어깨 다시로 넣었다가 펴준다. 지나칠 정도로 과하게 볼록 오목 스트레칭을 하면 균형을 잃게 되어 넘어질 수도 있다. 자전거 균형이 흔들릴 만큼 하지 않고 가볍게 스트레칭을 한다.

### 3. 안장에 앉는 위치나 핸들 잡는 위치를 변경해 보라

여러 근육을 골고루 쓰도록 해서 목의 피로를 줄여줄 수 있다. 안장에 앉는 위치만 바꿔도 스트레칭 효과가 있다. 안장 가운데 앉다가 뒤쪽에 앉으면, 팔과 엉덩이 거리가 멀어져 배가 펴진다. 배가 펴지면 팔은 그립 앞으로 밀게 되고 어깨 근육을 이완할 수가 있다. 어깨 근육이 이완되면 긴장을 누그러뜨리고 어깨 통증을 줄이고 목 뻐근함을 누그러뜨릴 수 있다. 하지만 팔과 엉덩이가 먼 상태로 오래 타면 허리가 아플 수도 있으니 번갈아 가면서 타도록 하자. 또한 핸들을 잡는 손 위치도 변경해 가면서 손목, 어깨, 목의 피로도를 낮출 수 있다.

### 4. 라이딩 후 꼼꼼하게 폼롤러로 등 마사지하라

흔히 라이딩 후에는 스트레칭을 잘 하지 않는데, 그건 잘못된 습관이다. 반드시 해 주어야 한다. 폼롤러로 등 마사지할 때는 횡으로 종으로 모두 하는 게 좋다. 등 폼롤러 마사지는 쌓여 있는 피로가 입으로 빠져나온다. "후우, 시원하다!"

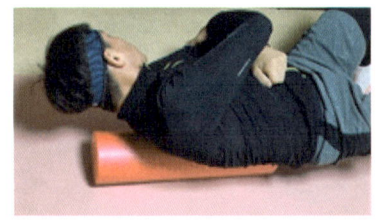 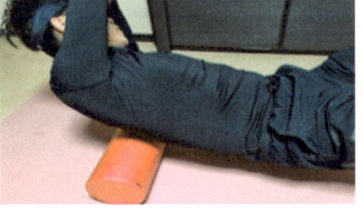

폼롤러 등 마사지 종방향                     폼롤러 등 마사지 횡방향

느려도 멈추지 마

# 사이클 탈 때 무릎의 이상적인 각도는?

사이클에서 전문가의 의견 일치가 안 되는 대표적인 것이 바로 '사이클 탈 때 무릎 각도'인 것 같다. 그렇지만 예쁜 자세가 되고 자신에게 맞는 무릎 각도는 있을 것이라 믿는다.

**다리를 폈을 때 무릎 각도 30도 전후가 가장 편하면서도 안정감이 있다.**

안장의 높이가 무릎 관절의 각도가 된다. 최대로 다리를 뻗었을 때 무릎 관절 각도가 30도 전후가 편안하면서도 안정감이 있고, 관절에 부하가 적다. 무릎 각도가 30도 전후가 가장 편해서 여유 있게 보이고 예쁜 자세가 된다.

나는 2019년 자전거를 처음 사서 피팅을 받았을 때는 35도 가까이 되도록 안장이 낮은 편이었다.

그렇게 안장이 낮았지만, 철인대회에서 사이클 90km도 문제가 없었고, 서울에서 속초까지 하루 만에 사이클로 가는 데도 전혀 문제가 되지 않았다. 하지만 주위에서 안장이 낮아 보여 조금만 높이면 좋을 것 같다는 이야기를 듣곤 했다. 좋은 게 있을까 반신반의했지만, 2022년에 안장을 높여서 무릎 관절의 각도가 30도가 되도록 해서 탔다.

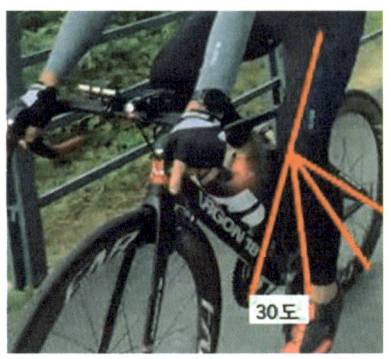

30도

그 이후 철인 킹코스 대회에서 사이클 180km를 세 번 타 봤는데 문제가 없었다. 안장 높이를 변경하면서 얻을 수 있었던 교훈은, 무릎 각도가 과하게 굽혀지거나 펴지지만 않으면 부상이 오지 않는다는 것이다.

하지만 무릎 각도가 과하면 어떤 문제가 있을까?

안장이 높아서 무릎이 10도 가까이 펴지게 되면, 무릎 앞으로 미는 힘보다는 뒤로 당기는 힘이 강하며 무릎을 많이 펴게 된다. 무릎을 편 상태로 오래 타면 햄스트링<sup>허벅지 반대편</sup>건염이 생길 수 있다. 반대로 안장이 낮아서 펴진 무릎이 40도가 넘어가면, 반대쪽 무릎이 90도 이상으로 굽혀져 무릎 앞으로 미는 힘이 강해진다. 넙다리뼈<sup>대퇴골</sup>가 무릎뼈<sup>슬개골</sup>에 강한 힘을 가해 무릎 연골이 닳을 수 있다.

자신에게 맞는 안장 높이를 찾을 때는, 가장 적합한 높이를 한 번에 찾기보다 나의 성향에 맞도록 현재보다 더 나은 상태로 탈 수 있는 높이를 찾아가는 게 현명하다. 안장 높이에 따라 손목과 어깨에 실리는 무게가 다르고, 발목 관절 유연성과 코어근육의 발달 상태에 따라 안장 높이가 달라야 하기 때문이다.

그리고 장거리 사이클을 탈 때는 안장의 높이뿐만 아니라 안장의 앞뒤 거리도 중요해진다. 한 예로 무릎에 부하가 많이 걸리거나 핸들 바에 무게가 많이 실린다고 느낄 때는 안장을 조금 뒤로 옮기면 더 편해질 수 있다. 배가 펴지면서 팔을 그립 앞으로 밀게 되어 어깨 근육을 이완할 수 있어서 편안함을 느낀다. 따라서 다리를 폈을 때 무릎 각도가 30도 전후에서 본인에게 맞는 안장 높이와 앞뒤 위치를 찾아가면서 자가피팅을 할 수 있다.

# 자전거 탈 때 스포츠고글을 착용하지 않으면 생기는 일

2025년 4월 18일. 오늘은 일하지 않고 쉬는 날. 5월 초에 있는 듀애슬론 대회 참가를 위해 자전거 검차를 받으러 가기로 마음먹었다. 트렉 목동점에 네이버지도에서 11시로 검차 예약을 했다. 시간이 한 시간도 채 남지 않아서 서둘러 타이어 공기압 120을 맞추고 집을 나서는 길이었다. 헬멧을 쓰고 장갑도 끼고 뭔가 순서대로 착착 진행되는 듯했다. 엘리베이터에서 내려 아파트 입구를 빠져나가는데 고글을 착용하지 않은 것을 알게 되었다.

"가는 데 7.7km밖에 되지 않는데 그냥 가지 뭐."

집에 다시 가서 고글을 쓰고 오려니 귀찮은 것도 있고 11시까지 도착하는 데 시간이 빠듯한 것에 핑계를 대고 그냥 출발했다. 가는 데 별 탈 없이 트렉 목동점에 도착했다. 점장과 자전거에 대해 이런저런 이야기도 하고 커피도 한잔 마시고 검차도 잘 마쳤다.

갔던 길을 똑같이 돌아왔다. 구암나들목까지만 오면 거의 집에 도착한 셈이다. 구암나들목에 도착하기 직전에 오른쪽 눈에 날파리가 들어갔다. 눈을 깜박거려 봐도 날파리가 눈 밖으로 나오지 않았다. 나들목에 있는 수돗가에 가서 흐르는 물에 오른쪽 눈을 적셔도 날파리가 그대로 걸리적거렸다. 뜻하는 대로 되지 않아 푸념했지만, 듀애슬론 대회 기념품으로 받은 상의를 입은 사진을 남기고 싶었다. 해맑게 웃고 있지만, 웃는 게 웃는 것이 아니었다.

집에 와서 물티슈 한 장을 집어 들었다. 눈을 까뒤집어 거울을 보니 까만 물체가 보였다. 마냥 반가웠다. 살포시 개체를 훔쳐냈다. 날파리처럼 보였다. 사진을 찍어서 어떻게 생겼는지 확대해 보았다.

"이렇게 징그러운 하루살이가 내 눈에서 전사하다니!"

사고는 지켜야 할 사소한 것을 지키지 않을 때 일어난다. 사이클 사고 안 나게 타려면 스포츠고글은 반드시 착용해야 한다. 스포츠고글은 자외선으로부터 눈을 보호해 주고 눈부심을 막아줘서 편한 상태로 라이딩할 수 있도록 한다. 작은 돌멩이나 모레, 날파리 등이 튀어 눈에 들어가는 것도 막아준다.

스포츠고글을 최근에 하나 샀는데 오늘 자전거 탈 때 제대로 활용을 하지 못해 날파리가 날아들었다. 날파리를 빼고 나서도 오후 내내 고글을 착용하고 다니고 있다. 백화점에서 쇼핑하는 동안에도 벗지 않았다. 스스로 더 젊어지고 멋스럽게 느껴졌다. 누가 뭐래도 패션의 완성은 고글. 사소한 소중함을 깨우치게 하는 날이다.


또 다른 에피소드. 2025년 9월 7일 삼척 철인3종 대회에서 있었던 웃지 못할 이야기이다.

수영 1.5km를 하고서 사이클 40km를 출발하려고 서둘러 장비를 착용했다. 헬멧을 쓰고 클릿슈즈를 신으면서 스포츠고글을 쓰려는데, 아침 식사할 때까지 보였던 고글이 보이지 않았다. 큰일이다! 순간 차분히 짚어보았다. 고글 없이 타면 어떤 위험 요소가 있는지를. 대회 직전 반짝 내린 비로 앞에 달리는 자전거에서 튀는 흙, 날파리, 태양 광선. 대충 이것들만 피하면 될 것 같았다. 앞에 가는 자전거에 가까이 가지 않고, 날파리가 기습할 걸 대비해 눈을 작게 뜨고서 반환점 20km를 돌아서 다시 달렸다. 다행히 햇빛이 눈 부실 만큼 강하지 않았다. 반환점에서 100m 남짓 갔을까? 날파리 수십 마리가 엄습했다. 얼른 고개를 앞으로 숙여 위기를 모면했다. 40km를 사고 없이 무사히 들어 왔다. 사이클 타고 있는 표정을 보면 해맑다. 카메라 감독이 사진을 찍으려고 나를 향해 정조준했기 때문이다. 연예인병에 걸린 건 아니겠지….

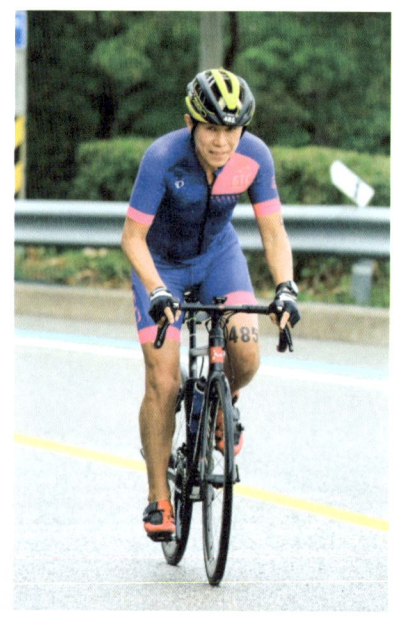

  스포츠고글 없이 40km를 탄 것의 영웅담을 털어놓는 것이 아니다. 스포츠고글은 사이클에서 헬멧 이상으로 안전에 중요한 물품이다. 꼼꼼하게 장비가 빠지지 않게 앞으로는 잘 챙겨야 하겠다.

# 사이클 사고 안 나게 타려면

　매년 오천백만 명 이상이 자전거를 탄다는 미국에서 자전거 관련 사망
자가 매년 700~900명 발생한다고 한다. 자전거 이용자는 차량 탑승자보
다 교통사고로 사망할 확률이 3배나 더 높다. 내 주변에서도 사이클 사고
가 났다는 소식을 종종 듣는다. 갈비뼈나 어깨뼈 골절이 대부분이다. 어떻
게 하면 사이클 사고를 줄일 수 있을까? 사이클 탈 때 조심해야 하는 것들
을 하나씩 모아 보았다.

### 1. 커브에서 속도를 무조건 줄여라
　반대편에서 오는 사람과 부딪칠 거 같은 커브 길은 무조건 속도를 줄여야
한다. 아무리 사이클 실력이 있어도 커브에서 속도를 줄이지 않고 자신의 라
인을 지킬 수 있을까? 절대 그렇지 않다. 잘 타는 사람도 속도 제어가 되지
않으면 무조건 반대편 라인을 침범하게 된다. 순간 본인도 깜짝 놀라며 가슴
을 쓸어내릴 것이다. 승용차로 드라이브해 본 사람은 안다. 방어 운전을 하
듯 자전거도 커브에는 반드시 속도를 줄이며 방어 라이딩을 해야 한다.

### 2. 전방을 주시하고, 절대 중앙선을 침범하지 마라
　사이클링 도중 힘들다고 머리를 박고 타는데, 이건 자살행위다. 자신도

모르게 중앙선을 침범하기 때문이다. 중앙선 침범의 위험성은 설명하지 않아도 알 것이다. 힘들어도 무조건 전방을 주시해야 한다.

### 3. 손은 항상 드롭바나 후드를 제대로 잡고 있어야 한다

드롭바는 에어로 자세로 공기 저항이 낮아서 많이 사용하는 핸들링 방법이다. 드롭바는 상단 드롭바와 하단 드롭바로 나눌 수 있다.

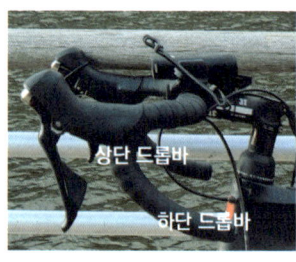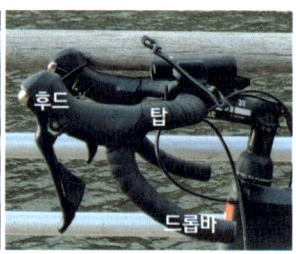

손가락으로 브레이크를 살짝 걸쳐서 드롭바를 함께 잡는 상단 드롭바 방법은 장시간 유지할 때 손목이 꺾여 있어서 피로하다. 브레이크가 필요하다고 판단되는 구간에만 사용하는 것이 좋다. 드롭바 아랫부분을 잡는 하단 드롭바 방법은 브레이크는 없지만 에어로 자세로 속도를 내는 구간에 주로 사용한다. 핸들링의 안정감으로 업힐 구간에도 사용할 수 있다. 브레이크가 바로 제동이 안 되므로 조심해서 사용해야 한다. 하단 드롭바에서 상단 드롭바로 신속하게 옮기는 연습도 미리 해두어야 한다. 후드는 업힐 오르막 구간 라이딩 때나 편평한 길에서 보통의 속도로 달릴 때 사용한다. 후드를 살짝 잡더라도 브레이크는 반드시 걸쳐 잡아야 한다. 높은 방지턱을 지나갈 때 브레이크를 걸치지 않고 후드만 잡고 있다가 충격으로 손이 후드에서 떨어져 나가 낙차해서 다칠 수 있다. 탑은 브레이크가 없기 때문에 가능한 잡지 않아야 한다. 다만 잠시 쉬면서 달릴 때 사용한다. 탑 자세는 상체가 가장 많이 들려 호흡하기가 가장 편한 자세인 만큼 공기 저항도 가장 큰 자세이다. 가장 편안한 자세이지만 가장 위험한 탑 핸들링은 과속 방지턱이나 낮은 장애물을 지나갈 때 핸들을 놓치는 경우가 생겨 낙차할 수 있다. 그래서 전방 도로면이 편평하고 장애물이 없는 게 확인될 때만 잠시 사용해야 한다.

### 4. 추월할 때는 신속하게 왼쪽으로 하라

앞 자전거를 추월할 때는 중앙선 안쪽에서 빠른 속도로 신속하게 추월해서 앞으로 나아가야 한다. 느리게 가는 라이더보다 약간 더 빠른 속도로 천천히 왼쪽에서 같이 달리면 위험하고 상대에게 불쾌감을 줄 수도 있다. 앞에 가는 라이더가 빠르지 않은 속도로 왼쪽으로 가는 경우가 있는데, 앞으로 추월할 때 절대로 우측으로 추월하면 안 된다. 다칠 위험성이 크다. "지나갈게요!"를 외치고 앞의 라이더가 길을 비켜주면 왼쪽으로 추월해서 가야 한다.

### 5. 이어폰을 끼고 라이딩하지 마라

이어폰을 끼고 라이딩하면 자칫 대형 사고를 불러올 수 있다. 추월할 때 외치는 소리 "지나갈게요."를 듣지 못하여 중앙선 안쪽으로 옮겨올 때는 추돌할 수 있다. 앞선 사람이 위험한 물체나 도로 상황을 알려도 들을 수 없기에 피하지 못하고 위험한 상황에 직면할 수도 있다.

### 6. 뒤의 자전거를 보지 않고 신호 없이 회전하지 마라

고개를 살짝 왼쪽으로 돌리면서 옆눈으로 뒤에서 오는 자전거를 봐야 한다. 좌회전할 때는 안쪽에 바로 붙지 말고 고개를 살짝 왼쪽으로 돌려 뒤에서 자전거가 다가오는지 확인을 먼저 해야 한다. 그러고 나서 왼쪽으로 가겠다고 수신호를 여러 번 해야 한다. 수신호를 할 때는 좌회전 직전에 하면 뒤에 오는 자전거와 추돌할 수 있으니 조금 일찍 해야 뒤에 오는 자전거가 충분히 대응할 수 있는 시간을 번다. 우회전하는 경우는 좌회전보다 덜 위험하지만, 공기 저항을 적게 받으려고 뒤에서 바싹 붙어서 라이딩하는 사람이 있을 수 있다. 앞 사람이 편의점을 가거나 휴식을 위해 우회전해서 갑자기 속도를 줄일 수 있는데, 이 또한 우회전 수신호를 미리 해 주면 사고를 예방할 수 있다.

### 7. 자전거 헬멧은 반드시 착용하라

질병통제예방센터의 자료에 의하면, 헬멧은 머리 부상의 위험을 85%까지 줄여준다고 한다. 자전거 안전장치 중에서 사고 났을 때 헬멧이 가장 빛을 발한다. 헬멧을 착용하지 않고 두 손 놓고 타는 사람들이 간혹 있는데, 위험천만한 행동이다.

### 8. 해 질 녘이나 새벽에 탈 때는 조명을 사용하라

자전거 충돌 사고가 가장 많은 시간대는 오후 6~10시이며, 그다음은 오전 6~8시라고 한다. 이 시간대에 탈 때는 상대방에게도 경계심을 줄 수 있도록 조명을 사용하는 것이 필수이다.

### 9. 스포츠고글을 착용하라

스포츠고글은 자외선으로부터 눈을 보호해 주고 눈부심을 막아줘서 편한 상태로 탈 수 있도록 한다. 작은 돌멩이나 모래, 날파리 등이 튀어 눈에 들어가는 것을 막아준다.

## 10. 얼굴 쪽으로 날아오는 물체를 피하려고 고개를 돌리지 마라

라이딩하다 보면 예상하지 못한 물체가 얼굴로 날아드는 경우가 있다. 이럴 때 사람들은 무의식적으로 고개를 돌리는데 매우 위험한 행동이다. 고개를 돌리면서 핸들도 돌리게 되어 중앙선을 넘게 될 가능성이 높기 때문이다. 이럴 땐 고개를 앞으로 살짝 숙였다가 다시 고개를 정상대로 드는 것이 안전하다.

## 11. 전방 15m를 주시하라

자전거 타기도 걷기와 달리기처럼 전방 15m를 주시하는 것이 좋다. 시속 30km로 라이딩한다고 했을 때 전방 15m 효과를 계산해 보자. 60분에 30km를 가니, 1분에 500m를 가게 되며, 1초에 8.3m를 간다. 2초면 대략 16m를 가게 되니 전방 15m를 주시하다가 15m 떨어진 지면에 홀이 있음을 발견하면 2초보다 짧은 시간에 홀을 피해야 한다. 머리를 숙여서 홀을 보지 못하거나 다른 곳을 보면서 홀을 지나가면 바로 사고로 이어진다. 15m보다 더 멀리 전방 주시하면 목을 더 들어야 해서 목이 더 빨리 피로해질 수 있고 집중력이 떨어질 수가 있으니 15m를 주시하는 것이 더 바람직하다.

## 12. 클릿슈즈의 클릿을 제때 교체하라

나는 2019년 2월 철인3종에 입문한 이래 2023년 9월 8일까지 클릿을 교체한 적이 없었다. 9월 10일 구례 아이언맨 대회를 이틀 앞두고서 클릿슈즈를 점검하러 자전거 점포에 들렀다.

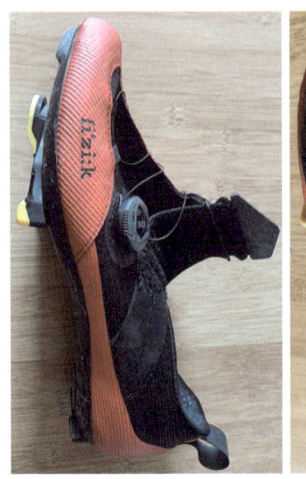
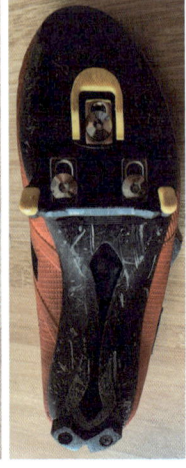

클릿 교체 후 모습.

　윗부분 노란색 보호 부분이 닳아서 아예 없었다. 노란색 안쪽에 붙어 있
는 검은 부분은 클릿과 슈즈가 체결되는 부분인데, 이 검은색 부분도 닳아
서 아주 얇은 상태로 남아 있었다. 조금만 강한 충격이 가해지면 바로 깨지
기 일보 직전이었다. 체결만 되면 되는 거라고 안일하게 생각하고 점검하지
않았던 거다. 대회 중에 검은 부분이 깨져서 체결이 풀리면 낙차를 하거나
아니면 체결이 되지 않는 불안한 상태로 180km를 라이딩했을지도 모른다.

# 장거리 자전거 여행은
# 자세가 예뻐야 피곤하지 않다

오늘 서울 가양동에서 두물머리 왕복 120km 자전거 여행은 말 그대로 여행이었다.

편한 자세, 예쁜 자세는 라이딩에 피곤함이 없고, 자고 일어나도 피로가 쌓여 있지 않기 때문에 다시 장거리 자전거 여행을 가고 싶어진다.

어떤 운동이라도 자세를 올바르게 하는 것이 무엇보다 중요하다. 운동 중 부상은 대부분 잘못된 자세 때문에 입는다. 사이클도 예외가 아니다. 자전거 도로에서 우아하고 여유 있게 페달링 하는 라이더를 보면 나도 모르게 넋을 잃고 바라보게 된다. 물론 이런 라이더들은 대부분 실력자다. 아래 사진의 라이더 또한 실력자다. 페달링 한 바퀴 할 때의 자세를 보면 11자 다리 회전으로 에너지 손실이 없고 예쁜 것을 볼 수 있다. 나도 이 실력자처럼 11자로 페달링을 여유롭게 하는지 궁금해서 사진을 찍어 보았다. 다행히 자세가 나쁘지 않은 것 같다. 자전거 도로에서 페달링 하는 모습을 관찰하면, 다리 회전을 11자로 하는 사람, 무릎이 몸 밖으로 울퉁불퉁 페달링 하는 사람, 발목 관절 움직임이 큰 사람 등 다양하다. 골반을 고정하고, 발바닥이 균일하게 보이는 페달링 자세가 가장 간결하다. 군더더기가 없으니 페달링이 정확한 원 평면을 이룬다. 앞뒤 자전거 바퀴에 좌우 두 개의 다리 바퀴가 더해져 네 개의 바퀴가 경쾌하게 예쁘게 구른다. 균일하게 페달링 해야 관절의 일관성 유지, 자세 안정성과 에너지 효율이 좋아진다. 에너지 손실 없는 보기 좋은 자세를 위한 골반·무릎·발목 관절이 어떤 관계로 움직이는지와 등 자세를 연구했다.

### 골반

골반은 고정해서 페달링 해야 몸 밖으로 무릎 이동이 생기지 않는다. 골반이 고정되지 않고 움직이면서 페달링 하면 무릎 이동이 커져 울퉁불퉁 무릎 움직임이 생긴다. 골반 움직임을 최소화하는 훈련을 해야 팔자가 아닌 예쁜 11자 페달링이 된다.

### 발목

발바닥이 균일하게 보여야 페달링이 간결해진다. 발바닥이 균일하게 보이려면 발목 관절이 유연해야 한다. 옆의 전문가 사진을 보면 발바닥이 균일하다. 발목 관절이 유연하면 발바닥이 지면과 최대한 같은 각도를 유지하며 페달링 한다.

### 무릎

다리를 폈을 때 무릎 각도는 30도 전후가 가장 편하면서도 안정감이 있다. 안장의 높이가 무릎 관절의 각도가 된다. 최대로 다리를 뻗었을 때 무릎 관절 각도가 30도 전후가 편안하면서도 안정감이 있고, 관절에 부하가 적다. '무릎 관절 각도 30도가 좋은 점'에 대한 자세한 설명은 앞의 「사이클 탈 때 무릎의 이상적인 각도는?」에서 확인할 수 있다.

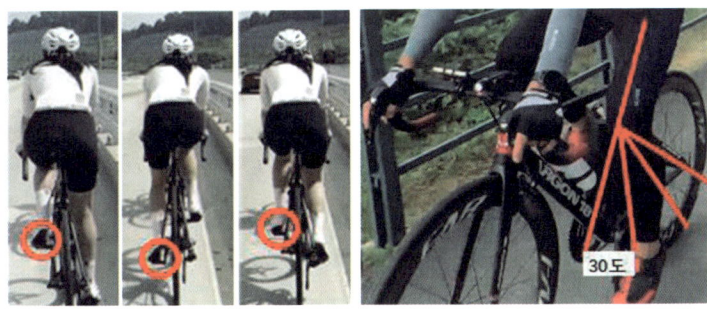

발바닥이 균일하게 보이는 페달링　　　　　무릎 각도는 30도 유지

## 등

좋은 등 자세는 전문가마다 의견이 다르다. '등을 직선으로 펴야 힘을 제대로 쓴다'거나, '배를 말고 등을 굽히는 자세가 코어근육을 효율적으로 쓸 수 있다.'라고 한다.

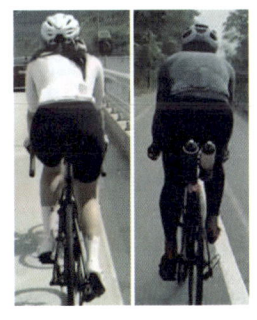

등을 펴고 굽힌 자세

앞의 사진 속 왼쪽 전문가는 등을 편 깔끔한 자세다. 오른쪽의 나는 배를 살짝 말고 등을 굽혀 타고 있다. 전문가는 팔과 엉덩이 거리를 멀게 해서 타고, 나는 팔과 엉덩이 거리가 상대적으로 가까워 배를 말아서 타고 있다. 배를 말고 안 말고, 등을 펴고 안 펴고는 정답이 없다. 다만 스타일이 다르고 성향이 다를 뿐이다.

나쁜 자세는 척추에 무리를 주고 피로감을 쉽게 느끼게 만들 수 있다. 따라서 의식적으로 바른 자세, 예쁜 자세를 유지하면서 자전거를 타는 것이 중요하다.

# 장거리 자전거 안장통 저절로 해소된다

2019년 2월 철인3종에 입문하고서, 같은 해 5월 고성 대회를 벼락치기로 준비했다.

대회에서 자전거는 90km를 타야 해서 준비하는 중에도 90km 이상을 몇 번 연습해야 했다. 90km 이상의 장거리를 두 번째 탈 때까지 안장통이 있었다. 전립선 부위도 쥐가 내렸다. 전립선이 안장에 눌러졌을까? 다행스럽게도 세 번째 장거리부터는 안장통도 전립선 경련도 없었다. 물론 처음 자전거를 사서 라이딩할 때 안장이 본인 몸에 맞지 않다면 다른 안장으로 바꿔야 한다. 그런데 두세 번 타고 나면 자연히 없어지는 안장통일 수 있으니 최소 세 번은 타 보라고 권하고 싶다.

그 이후 안장통을 잊고 살다가 최근에 안장통이 생겼다.

2024년 4월 14일 양수역 왕복 118km가 2024년 처음 장거리 라이딩이었다. 2023년 10월 양수역에 갔다 온 지 5개월 만이다. 양수역 갔다가 집까지 13km 남겨 두고 105km 지점에서 안장통이 왔다. 좀이 쑤셔서 혼이 났다.

일주일이 지나 같은 코스로 120km 라이딩했다. 지난주 118km 탄 것보다 2km를 더 달려 120km를 채우고 싶었다. 마지막 2km는 시속 37km로 빠른 속도로 내달리며 힘을 짜내었다. 오늘 양수역을 갈 때는 맞바람으로 힘이 부쳤다. 올 때는 뒷바람이 생각만큼 유리하게 불지는 않은 것 같다. 아마도 돌아올 때는 힘들어 뒷바람을 못 느낄 만큼 감각이 무뎌졌는가 보다. 100km 넘어가면서 안장통이 올까 기다려 보았는데 다행히 오지 않았다.

이렇게 지난주 안장통을 한 번만 겪고 올해는 말끔히 사라졌다. 몸은 자연적으로 환경에 빠르게 적응한다. 그리고 자전거를 타는 횟수가 누적될수록 체력도 좋아지고, 근육도 덤으로 가져다준다. 자전거는 종아리, 허벅지, 햄스트링, 엉덩이 근육 모두 발달시켜 주는 하체 끝판왕 스포츠이다.

# 새로운 곳 라이딩과 도파민

어제 가양동에서 출발, 여의도 – 일산대교 – 정서진 – 평화누리길로 140km 자전거 여행을 했다.

여의도는 이전에 많이 가본 길이어서 신선하지 않았다. 하지만 평화누리길은 달랐다. 평화롭고 한적하여 심지어 아늑하기까지 했다. 자전거 길이 좁아서 속도를 낼 수 없는 게 더욱더 평화누리길을 자세히 보게 되고, 풍경을 사색할 수 있게 했다. 천천히 페달링 하면서 마음이 평온해지자 행복 호르몬 세로토닌이 분비되었다. 새로운 곳을 경험하니 살짝 상기되면서 도파민이 분비되고 있었다. 이뿐이랴! 철인동호회 회원들과 함께하면서 같이 잠시 쉬는 곳에서는 웃고 즐거워하면서 엔돌핀 분비가 되고, 다정한 분위기에서 분비되는 따뜻한 옥시토신도 함께 누렸다. 이로써 평화누리길에서 4대 행복 호르몬을 모두 향유하는 하루였다.

4대 행복 호르몬에서 가장 강렬하다고 할 수 있는 도파민이 분비된 게 의미가 있었다. 도파민은 도전을 완성할 때나 즐거운 경험을 예상할 때 분비된다. 평화누리길은 이전에 가보지 않은 곳이어서 도파민이 찾아오는 것이 당연했다.

최근 들어 집 가까이에서 모든 걸 해결하려다 보니 새로운 경험이나 도전을 해 보지 못했다. 어제 평화누리길은 새로운 경험을 만족시키기에 충분했다.

  앞으로 운동 반경을 조금 더 넓혀서 새로운 경험을 하며 많은 파노라마를 느끼고 싶다.

# 관광 라이딩은 힘들지 않다, 두물머리 122km 라이딩

2023년 10월 15일, 철인동호회 회원들과 두물머리 관광 라이딩 122km를 다녀왔다.

운동은 즐겁게 하고 부상이 없어야 오랫동안 할 수 있다. 부상을 회피하려면 무리하지 않고 충분히 휴식을 취하면 된다. 훈련이라 할 만큼의 강도가 아니면 즐길 수도 있다. 일주일 전부터 두물머리 핫도그 관광 라이딩 공지가 있었다. 참가 신청하고서 한껏 들떴다.

서울 가양동에서 함께 출발했다. 전체가 함께 움직이도록 빠르지 않은 속도로 잠실을 지나갔다. 한참을 달려서 어린 시절을 보냈을 것 같은 '능내'에서 쉬어 가기로 했다. 인생샷이 나올 거라 기대하면서 한 컷.

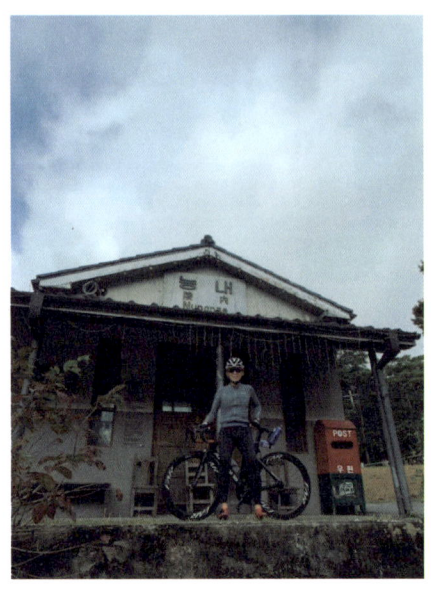

어느덧 목적지인 두물머리에 도착해서 숨겨져 있는 절경도 보고 또 한 컷.

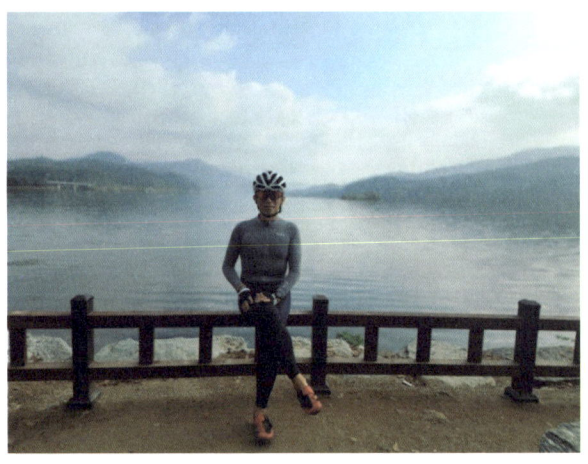

핫도그에 아이스크림을 맛나게 먹고, 멋진 경치를 보는데 어떤 이야기든 즐겁지 아니한가. 돌아오는 길에 잠실 편의점에 들렀다. 끓여 먹는 라면도 빠질 순 없지. 먹고 싶은 것 마음껏 먹을 수 있다는 것이 운동하면서 누리는 가장 큰 혜택이자 행복이 아닐까? 잘 보고 잘 찍고 잘 먹고 잘 달린 즐거운 하루를 보냈다. 자전거 80km 장거리를 해 보신 분께 두물머리 코스 라이딩을 추천한다.

장거리 라이딩은 하체 근육이 발달한다. 그리고 자전거 타고 갔다 온 거리만큼 창의력이 좋아지고, 추억이 소록소록 쌓인다.

# 하루 만에 서울에서 속초까지
# 228km 자전거 여행

2019년 2월 철인3종에 입문하면서 철인이 되는 것 외에 가장 하고 싶은 것이 '하루 만에 서울에서 속초까지 228km 자전거 여행'이었다.

2019년 11월 2일 도전장을 던졌다!

1주 전에 서울에서 춘천까지 141km 라이딩을 하는 등 나름 준비를 했다. 서울에서 속초까지 거리는 228km여서 긴장을 늦출 수 없었다. 11월 2일 새벽 4시 30분에 기상해서 간편식 전복죽 한 개와 바나나 한 개를 먹고 세수하고 갈 채비를 마쳤다. 5시 30분에 출발을 해서 저녁 6시 30분에 속초에 도착했으니 무려 13시간이 걸렸다. 중간에 예쁜 경치가 보이면 자전거를 세워두고 경치 감상도 했다. 예상한 11시간보다 2시간이 더 걸렸다.

이렇게 아침 5시 30분에 새로운 도전이 시작되었다. 아침에 날씨가 추워 마스크를 하고 출발했다. 추워서 그런지 화장실을 자주 가야 했고, 콧물이 나와 코를 풀면서 가야 했다. 다리도 잠에서 깨어나지 않은 듯 자전거 페달이 잘 저어지지 않았다. 가기 싫은 건 아니었는데 계속 방해 요인이 생기는 걸 보면, 내면은 가기 싫다고 이야기하는 것 같다. 하지만 하겠다고 각오한 것이라 양보할 수 없었다. 서울 가양동에서 출발하여 잠실, 팔당대교, 양수역, 양평군 용문면, 양평군 청운면 용머리휴게소, 홍천, 인제, 내설악휴게소, 46번 옛길, 미시령 옛길을 거쳐 속초로 갔다.

유의해서 자전거를 타야 하는 길은 '46번 옛길'과 '미시령 옛길'이다. 46번 옛길은 내설악휴게소를 지나면 왼쪽에 또 다른 도로가 나오는데 그 길이 46번 길이다. 직진하면 한계터널을 통과해야 하므로 위험하기 그지없다. 그 이후 미시령에 가기 위해 미시령 옛길로 가야 한다. 미시령터널로 가면 지름길이긴 하나 자전거 통과 금지 구역이라서 통과할 수 없었다. 멀고 험하더라도 미시령 옛길로 가야 했다. 라이딩에 가장 위험한 구간은 양평에서 인제를 가는 국도. 자전거 전용도로가 아닌 차가 달리는 일반도로였다. 그나마 도로 옆 2m가량의 갓길로 배짱 있게 달릴 수 있었다. 하지만 1m밖에 안 되는 갓길도 몇 군데 있었는데, 그 좁은 갓길에 움푹 파인 곳이 있어서 그 홈에 빠지면 바로 대형 사고로 이어진다.

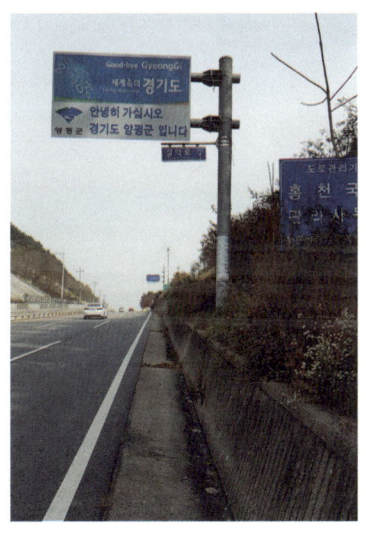

그래서 밤 라이딩이 위험하므로 해가 떠 있는 시간에 국도를 달려야 하고, 가는 길이 익숙한 베테랑과 동행해서 타는 것이 안전하다는 것을 알게 되었다. 그리고 앞뒤 플래시가 24시간 유지되는지 꼭 확인해야 한다. 내가 타고 갔던 자전거 앞 플래시는 AAA 타입 세 개가 들어가는 것이어서 새 건전지라면 하루는 충분히 가는 것 같다. 뒤 플래시는 충전식인데 완전히 충전하면 하루는 갈 줄 알았는데 세 시간가량 밖에 가지 못했다. 속초 여행 갔다 오고 나서 바로 리튬이온 이차전지 플래시로 바꿨다. 라이딩에 위험하고 힘든 것만 있는 것이 아니다. 여행 도중 인제 신남에 있는 청정 조각 공원 휴게소의 조각품들이 인상적이었다. 외설인지 예술인지 모르겠지만 조각품들이 도발적이다.

그리고 미시령고개 전에 내설악의 단풍은 정말 절경이었다. 눈에 그리고 가슴에 많이 담아 오고 싶었다. 내설악의 단풍을 마음껏 구경하고 마지막 관문인 미시령고개를 남겨 두었다. 미시령을 너무 만만하게 본 건 아닌지 업힐 라이딩을 조금 하니 해가 지고 말았다. 미시령에 시간 안배를 더 많이 해야 했었다. 어두워진 것도 있지만 힘이 들어 자전거에서 내려 3km를 끌고 올라갔다. 바람이 세차게 몰아치고 마실 물은 다 떨어졌고 칠흑 같은 어둠에 금방이라도 호랑이나 여우 같은 동물이 나올 것 같았다. 내가 믿을 것은 희미하게 비치는 전면 플래시밖에 없었다. 낮에 이미 방전된 후면 플래시는 무용지물이 된 지 오래다. 혹시 전면 플래시도 방전되어 버릴까 봐 약한 빛 상태로 켜 두고 달렸다. 계곡 길을 한참 올라 미시령 정상에 거의 도달해 가는데 오른쪽 멀리 울산바위가 아주 희미하게 보였다. 그날따라 달도 초승달이었고 비추는 힘이 약해서, 어려움에 부닥친 내 모습과 흡사했다. 어두운 곳에서 희끄무레한 울산바위를 찍어봐야 사진으로 알아볼 수 없을 것 같아, 사진은 찍지 않고 오직 정상만 생각하고 걸음을 재촉했다. 어쩌면 나 자신을 둘러싸고 있는 상황에서 무슨 일이 발생하지 않기를 바라면서 가슴 졸였다. 곧 정상에 다다랐는데, 승용차 두 대가 전조등을 켠 채로 한 사람이 차에서 내리더니 나를 응시하고 있었다. 다른 한 사람과 이야기하는데 정확하게 들을 수 없었다. 아마도 "이렇게 어두운데 저 사람은 어떻게 내려가려고 하는지 모르겠다."라고 하는 것 같았다. 나는 그 사람이 내게 말을 걸어와 도움을 주겠다고 말할 것 같아 얼른 자전거를 타고서 페달을 밟았다. 여기서 남의 도움을 받게 되면 어렵게 올라온 것이 허사가 되고 올해 숙원이었던 당일치기 속초 라이딩이 물거품이 된다고 생각했다. 약하게나마 앞을 비추는 전면 플래시가 고마웠다. 정상에서 내리막길을 내려갔다. 브레이크를 계속 놓았다 잡기를 반복하며 꼬불꼬불한 길을 내려왔다. 5km 이상은 내려간 것 같다. 브레이크가 터지거나 오른쪽 도로 칸막이를 박는 순간 낭떠러지로 굴려 떨어져 '호랑이 밥이 되겠구나.'라는 생각이 들었다. 끝까지 길 따라 잘 내려와서 속초에 도착했다. 한 줄기 조명만 보이는 칠흑 같은 어둠만 남아 있었다.

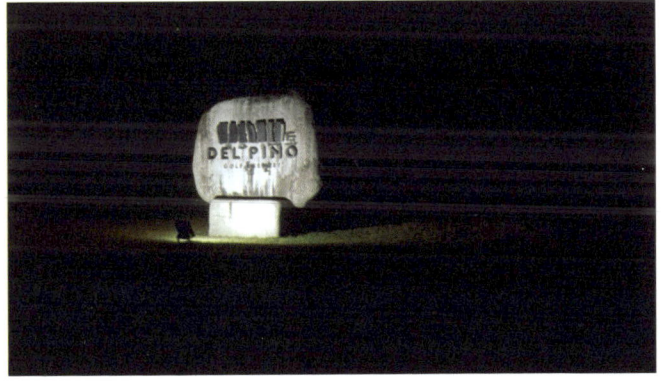

식사를 근사하게 하고 온천이 있는 찜질방에서 머물기로 했다.

그 찜질방은 속초종합운동장 옆에 있는 '척산온천' 휴양촌에 있었다. 요금은 만 오천 원이라 저렴하지는 않았으나, 비싼 자전거를 둘 곳이 없는 것이 문제였다. 척산온천 주인장께 여쭤봤다. "조금 비싼 자전거인데 여기에 창고 같은 곳에 보관할 수 없어요?" 딱 잘라서 "없어요."라고 하셨지만 잠시 생각을 하시더니 세탁실 안을 보여주면서 여기에 거치해두면 분실되지 않을 거라고 하셨다. 요금을 내고 탈의실로 들어갔다. 시설은 조금 오래되었지만 청소하는 아저씨가 매일 밤 10시 30분부터 12시 30분까지 탕에 물을 빼고 청소하고 온천물을 다시 채워서 위생적으로 잘 관리한다고 하셨다. 나는 온냉탕을 번갈아 가며 근육을 풀었다. 그리고 잠시 눈을 붙이고 새벽 3시 30분에 일어나서 다시 냉온찜질했다. 두 번의 온천물 찜질로 벌써 본전을 찾은 기분이었다. 찜질방에서 시간을 더 보내다가 5시 30분에 나와서 청초호 근처까지 이동했다. 아침 식사하면서 속초 해수욕장 일출 시각 전에 도착해서 일출을 기다렸다. 일출 예상 시각은 6시 53분이었는데 그 시간에는 해가 구름에 가려져 있었고 한참 동안 기다려도 일출을 보지 못하고 자리를 떴다.

속초 해수욕장 바로 길 건너에 있는 고속 터미널로 가서 7시 30분 버스에 자전거를 싣고 서울로 향했다. 양양을 지나가는데 비가 내리기 시작했다. 나는 그날 억수로 운이 좋았다.

달리기, 수영,
사이클을 합하면,
철인 3종

# 그대를 모두 담고 있으니까

그대가

수영이라 해도 괜찮고

그대가

사이클이라 해도 나쁘지 않고

그대가

마라톤이라 해도 좋아.

나는, 어차피

그대를 모두 담고 있는 철인3종이니까


— 백정시 —

# 철인의 입문, 한강을 건너라

  2025년 6월 1일, 회사 동료가 쉬엄쉬엄 한강3종 축제에 참가했다. 9월 7일에 있을 삼척 철인3종 대회에 나가기 위한 사전 점검 차원이었다. 쉬엄쉬엄 대회는 약식의 철인3종 대회라고 보면 맞을 듯하다. 수영 900m, 사이클 20km, 달리기 10km. 삼척대회는 올림픽 코스이므로 수영 1.5km, 사이클 40km, 달리기 10km이다. 달리기는 거리가 같고, 수영과 사이클은 거리가 짧다.

  쉬엄쉬엄 대회 수영을 12시에 모여 5분간 각자 준비 체조하고 12시 5분에 출발을 했다. 직장 동료, 장동선 박사, 나 세 명은 동시에 출발했다. 나는 장동선 박사를 집중 케어를 하다 보니 함께 출발한 직장 동료를 챙길 수가 없었다. 수영 출발 전에 수트 안으로 물을 넣어 수영 중에 심장이 놀라지 않도록 동료에게 알려준 게 전부였다.
  장동선 박사와 내가 달리기 10km를 끝마치기 전에 직장 동료는 이미 메달을 목에 걸고 있었다. 속으로 '대회를 빨리 그리고 잘 마쳤구나.'라고 생각했다. 장동선 박사도 3종 모두 무사 완주했다. 새로운 발견은 철인3종 수제자인 장동선 박사는 사이클에 뛰어난 재능이 있었다. 따릉이로 시속 30km 속도로 일정 거리를 달리는 것이었다. 참가자들이 빠른 속도에 "저 사람 뭐야!"라고 감탄을 했다.

10일 정도 흘렀을까? 동료에게서 연락이 왔다. 하마터면 이렇게 통화도 못 할 뻔했다는 거였다. 자초지종을 물어보니 가슴 중심부 압박이 심해서 30m 이상 수영을 할 수 없었다고 한다. 30m를 갔다가 가슴 압박으로 돌아오기를 두 번 하고 세 번째도 실패했다. 동료는 하는 수 없이 구조선을 타고 잠실 수중보를 건너가서 사이클과 달리기를 했다.

무엇이 가슴 중앙부를 압박했을까? 쉽게 추정이 가능했다.

### 1. 오픈워터 경험이 없었던 게 화근이다
최소 한 번, 가능한 두 번의 오픈워터 경험이 필요했다. 운의 신에게 몸을 맡기기엔 무모했다.

### 2. 수트를 미리 입어 보고 수영장에서 테스트를 해 봐야 한다
대회 전에 수트를 입어 보고 수영장에서라도 적응을 해야 한다고 했는데, 유경험자의 조언을 흘려들었다. 직장 동료는 당일 대회 측에서 제공하는 수트를 대여해서 처음 입었다. 수트는 잘못 입으면 팔과 몸통이 조여서 가슴 압박이 온다.

### 3. 수온에 맞는 복장이다
일반적으로 수온이 18도 이하에는 동계 장갑과 동계 버선이 필요하다. 18도는 살짝 차가워 호흡이 편해지기까지 시간이 필요하다. 쉬엄쉬엄 축제 수영할 때의 수온은 21도였다. 이 온도면 긴팔 수트는 차가움을 느끼지 못

한다. 직장 동료는 물이 매우 차가웠다고 했다. 민소매 수트를 대여해서 입었기 때문에 차가움을 강하게 느꼈던 것이다. 24.5도 이상은 철인대회에서 수트 착용이 선택사항이 된다. 한강 수온이 24.5도였다면 민소매 수트도 차가움을 느끼지 못했을 것이다. 수트를 미리 구입해서 입어 보고 테스트해 보라고 했건만 직장 동료는 이제서야 긴팔 수트를 구입한다고 한다.

### 4. 입수하기 전 충분한 몸풀기 체조를 해야 한다

수트를 입고 체조와 스트레칭을 땀이 나도록 해야 한다. 물 밖에서는 스트레칭을 할 수 있지만 물속에서는 스트레칭을 할 수가 없다. 쉬엄쉬엄 수영 입수 전에도 스트레칭을 꼼꼼히 해야 한다는데도 대충하려고 했다.

### 5. 자연에 항상 겸손해야 한다

물살이 있는 강이나 파도가 있는 바다에 나가서는 더욱더 조심하고 겸손해야 한다. 인간은 절대 자연을 이길 수가 없다. 자연과 조화롭게 그리고 겸손해야 자연도 친근하게 우리를 맞이한다.

직장 동료가 3종을 마치고 돌아왔을 때, 곁에서 응원한 그의 아내가 동료에게 한 말이 재미가 있다. "온실 속 화초처럼 수영하다가 강에 나가니 맥을 못 추네!"

# 쉬엄쉬엄 한강3종 축제의 보람과 즐거움

6월 1일 일요일, 2025 제2회 '쉬엄쉬엄 한강3종 축제'에 참가했다. 나는 2019년 철인3종에 입문한 이래 줄곧 하프와 킹코스 대회만 참가했다.

| 코스 | Swim | Bike | Run | Cut off |
|------|------|------|-----|---------|
| 킹 코스(Ironman 140.6) | 3.8km | 180.2km | 42.195km | 17시간 |
| 하프 코스(Ironman 70.3) | 1.9km | 90.1km | 21.1km | 8시간 30분 |
| 올림픽 코스 | 1.5km | 40km | 10km | 3시간 30분 |
| 스프린트 코스 | 0.75km | 20km | 5km | 1시간 45분 |

철인3종 대회의 종류

그러다가 올해 5월 듀애슬론 대회(run 5km, 사이클 30km, run 5km)에 처음 참가했다. 남자 200위에 들면 JTBC 마라톤 참가권을 받을 수 있기 때문이다. 2,000명이 참가해서 나는 남자 196위, 전체 202위를 했다.

그리고 지난주 일요일에 '쉬엄쉬엄 한강3종 축제'에 서울시 명예시장인 장동선 뇌과학 박사와 참가했다. 향후 철인3종 대회에 동반 참가를 위한 사전 철인대회 적응 차원이었다. 쉬엄쉬엄 한강3종 축제는 세상의 모든 근심 걱정을 내려놓고 한껏 즐기는 축제 마당이었다. '시민 참여형 서울시 대표 스포츠 축제'라는 구호를 내건 쉬엄쉬엄 축제는 경기가 아닌 완주, 경쟁이 아닌 경험, 대회가 아닌 축제인 것이었다. 사이클도 개인 자전거를 지참하지 않아도 되게끔 따릉이를 천 대 이상 준비했다. 대회 시작 전 '철인 제1 수제자'를 챙기고 대회를 통해 많이 얻어 가게 하리라 다짐했다.

쉬엄쉬엄 축제는 규모가 작은 대회지만 출발 총성은 참가자들을 긴장하게 했다. 총성과 함께 수영을 출발하면서 장동선 박사님 바로 왼쪽에 붙어서 유의 사항을 알려줬다.

## 수영 약 1km

선크림을 바르고 수트를 입고 입수했다. 수온은 21도. 수트를 입어서 21도는 차갑게 느껴지지 않았다. 여기서 중요한 포인트.

1. 선크림은 눈 아랫부분만 발라야 한다.

선크림을 이마에 바르지 않게 알려줬다. 땀을 타고 내려오면 선크림이 눈에 들어가서 따갑게 된다. 이마에는 머리띠가 있기 때문에 선크림을 바를 필요가 없다.

2. 수트 안으로 물을 두세 번 훔쳐 넣어줘야 한다.

수트 안에 물이 없는 상태에서 수트 내부로 차가운 물이 갑자기 유입되면 심장이 깜짝 놀라게 된다. 이때 운이 나쁘면 심장마비가 올 수도 있으므로 미리 수온에 심장이 적응하도록 해야 한다. 수트에 넣은 물이 체온으로 데워져 수트 안에 머무르는 동안 심장이 외부 물에 빠르게 적응하게 된다. 시간이 지나면 목, 팔목, 발목으로 외부의 물이 수트에 조금씩 유입되면서 수트 안에 있는 물이 서서히 빠져나가고 채워지길 반복한다.

3. 평영 발차기를 하면 안 된다.

이전에 제주 철인3종 대회에서 평영 발차기로 따라오는 선수가 실명하는 사고가 있었다. 장 박사님이 평영 발차기를 중간중간 하는 게 보였다.

'자유형'을 하라고 외쳤다. 수영이 끝나고 나서 평영 발차기하게 된 이유를 물어보니 앞을 보기 위해서라고 했다. 수영장에서 다음번에 만나면 '앞 보기'를 알려줘야겠다.

4. 지그재그로 수영하지 않게 사람이 없을 때 레인에 붙어서 가라.

레인에 붙어서 가면 최단 거리로 수영하고 앞 보기를 적게 해서 수영 종목 기록이 좋아진다.

### 자전거 20km

무릎에 부하가 걸리면 엉덩이를 안장 가운데서 뒤로 옮겨 앉아라.

따릉이는 안장을 최대로 높여도 성인 남자가 타기에는 여전히 낮아서 페달링을 10km 이상 하면 무릎에 부하가 걸린다. 이럴 때는 엉덩이를 안장 뒷부분에 앉아서 페달을 아래로 누르지 않고, 앞으로 밀어서 페달을 밟게 했다. 즉 무릎에 부하를 주는 대퇴골과 슬개골의 마찰을 줄여준다.

### 달리기 10km

1. 오르막은 보폭 좁게 천천히 뛰어라.

오르막이 나오자, 실력을 보여주고 싶었는지 보폭을 줄임 없이 과감하게 오르막을 올랐다. 오르막을 오르고 나서 힘들어서 평지에서 숨 고르기를 하느라 멈추어 섰다. 오르막 훈련을 많이 한 경우에라도 보폭을 줄이고 힘을 아끼면서 올라야 한다고 알려줬다. 힘을 적절하게 배분할 줄 아는 것도 실력임을 기억해야 한다.

2. 달릴 때 무릎을 2cm만 더 붙여서 달리자.

머리끝에서 발끝까지 자세가 좋았다. 그래도 한 개라도 개선 포인트를 찾고 싶었다. 자세히 관찰하니 양다리 사이 무릎이 아주 살짝 벌어져 있는 것이 보였다. 2cm만 무릎을 더 붙여 주길 주문했다. 무릎이 스치듯 달리면 같은 에너지를 쓰더라도 보폭이 커져 속도가 빨라진다.

결승선에 들어오는 데까지 시간이 빨리 흘렀다.

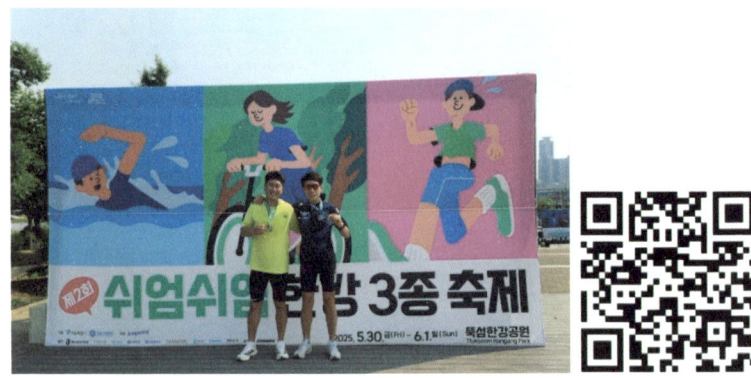

장동선 박사님과 함께 달리기

자세가 좋고 유의 사항만 지키면 정식 철인3종 대회에서 홀로서기가 가능해진다. 부족한 자세는 '혼자라서 외로워지는 것이 아니라 홀로 서지 못해서 외로운' 것이다. 철인이 된다는 것은 고요하고 완전하게, 비로소 당신다운 당신이 되는 것이다.

# 듀애슬론 대회가 이렇게 재미있었나

　오늘<sup>2025년 5월 11일</sup> 이천 명이 참가한 데상트 듀애슬론 대회를 예상 밖 호기록으로 결승선에 들어왔다. 기록은 1시간 40분 10초.

　무엇보다도 11월에 있을 JTBC 마라톤 참가권을 받을 수 있어서 기쁘다. 이천 명 중 기록 순으로 남자 선수 200명, 여자 선수 200명에게 참가권을 주는 방식이었다. 남자 선수 중 196위, 전체 202위. 남자 선수에서 200위 안에 들어서 JTBC 마라톤 참가권은 획득했다. 내 앞에 여자 선수가 6명밖에 없는 걸 보면 남자 선수 간 경쟁이 그만큼 치열했다고 볼 수 있다.

　철인3종은 수영, 사이클, 달리기를 하지만, 듀애슬론은 달리기와 사이클 두 종목만 하는 대회이다. 나는 2019년 철인3종 입문해서 하프와 킹코스만 참가했다.

| 코스 | Swim | Bike | Run | Cut off |
|---|---|---|---|---|
| 킹 코스(Ironman 140.6) | 3.8km | 180.2km | 42.195km | 17시간 |
| 하프 코스(Ironman 70.3) | 1.9km | 90.1km | 21.1km | 8시간 30분 |
| 올림픽 코스 | 1.5km | 40km | 10km | 3시간 30분 |
| 스프린트 코스 | 0.75km | 20km | 5km | 1시간 45분 |

철인3종 대회의 종류

　듀애슬론은 철인이 되기 위해서 경험 삼아 해 보는 거로 생각해 왔다. 마라톤 참가권을 받기 위해 어쩔 수 없이 듀애슬론 대회에 참가했다. 대회에 참가하기 위해 사이클도 달리기도 연습을 충분히 하지 않았다. 하지만 오늘 대회에 임하기 전에 전략을 짰다. '달리기는 호흡이 조금 거칠 만큼 달리고, 사이클은 가능한 시속 35km로 달리자'였다. 대회 하는 내내 전략대로 움직였다. 전략이 잘 맞아떨어졌다.

오늘 듀애슬론 첫 대회에 참가해서 느끼고 깨달은 게 많다.

1. 듀애슬론도 철인대회가 맞다. 짧은 만큼 이겨내야 하는 고통이 축약되어 있다. 듀애슬론을 낮게 가치를 매긴 편견이 깨졌다.

2. 듀애슬론 대회는 철인3종 대회보다 재미가 있다. 나는 철인3종 종목에서 수영을 가장 재미있다고 생각해 왔다. 그런데 수영이 빠져 있는 듀애슬론도 철인3종 이상으로 재미가 있었다. 첫 달리기 5km에서 약간의 인내가 필요했고 21분으로 들어왔다. 사이클 30km를 하면서 경쾌함이 느껴졌다. 속이 뻥 뚫렸다. 시속 34.4km로 56분 걸렸다. 30km 사이클 다음 이어진 두 번째 5km 달리기는 다시 고통의 시간이었고 21분으로 들어왔다. 달리기는 힘들었지만 사이클이 이렇게 재미났었나 새삼 새롭게 다가왔다.

3. '듀애슬론은 기록이 중시되는구나'를 알게 되었다. 마라톤은 기록이 전부는 아니지만 중요하다. 마라톤은 기록만 쫓아가면 반드시 부상이 온다. 듀애슬론은 기록을 좇아도 마라톤만큼 부상의 개연성이 낮다. 10km 달리기를 사이클 앞뒤로 5km씩 나누어 두었기 때문에 달리기로 인한 부상 확률이 현저히 낮아진다. 사이클은 부상 없는 하체 끝판왕 근력 운동이다. 하지만 낙차에 유의하면서 안전하게 타야 하는 것은 잊지 말아야 한다.

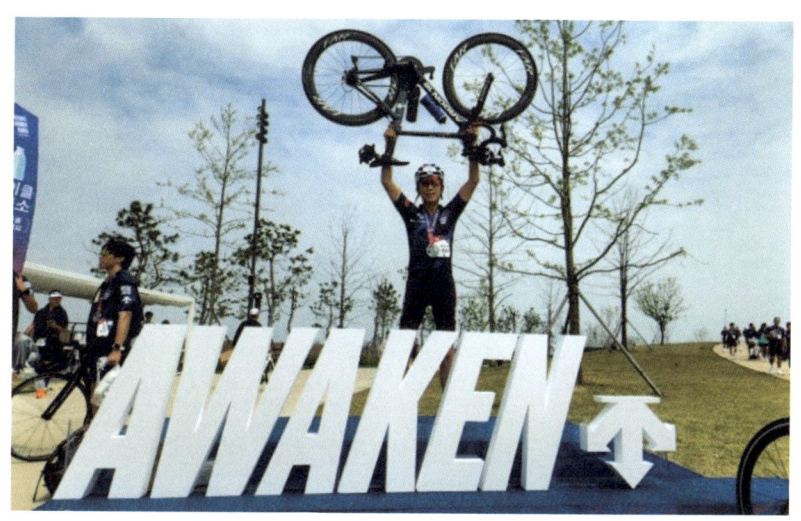

재미있는 듀애슬론 대회에 내년에도 참가할 것 같다.

# 군산 챌린지 철인3종 대회, 즐길 준비를 마쳤다

철인3종 대회는 4개가 있다. 짧은 것부터 순서대로 스프린트, 올림픽, 하프, 킹코스. 스프린트 코스는 철인 입문을 위해 경험 삼아 참가하기 때문에 올림픽 코스 준비물을 참고하면 된다. 하프는 수영 1.9km, 사이클 90.1km, 달리기 21.1km. 킹코스는 수영 3.8km, 사이클 180.2km, 달리기 42.2km이다. 철인 입문자 기준으로 하프 대회부터는 준비를 착실히 해야만 완주가 가능하다.

| 준비물 | 킹 코스 | 하프 코스 | 올림픽 코스 |
|---|---|---|---|
| 기본 준비물 | 경기복, 수트, 수경, 자전거, 자전거 커버, 바이탈5000 1개(대회 1시간 전), 바이탈3800 2개(대회 직전, 대회 직후), 세면용품, 잠옷, 핸드폰 충전기, 위치 충전기 | | |
| Morning 백 (스트리트 기어 백) | 샌들, 썬크림, 바세린, 수트 착용 장갑, 수경 케이스, 바지(신분증, 핸드폰) | | |
| Bike 백 | 헬멧(스포츠고글), 식염포도당, 클릿슈즈(썬크림, 헤어밴드, 장갑, 바이탈5000 1개), 물통 3개(에너지젤 4개 배합, 구연산 워터 3개, 물 1개) | 헬멧(스포츠고글), 식염포도당, 클릿슈즈(썬크림, 헤어밴드, 장갑, 바이탈5000 1개), 물통 2개(에너지젤 4개 배합, 물 1개) | 헬멧(스포츠고글), 클릿슈즈(썬크림, 헤어밴드, 장갑, 바이탈5000 1개), 물통 1개(에너지젤 3개 배합) |
| Run 백 | 썬캡, 레이스벨트, 러닝화(썬크림, 헤어밴드, 양말, 바이탈5000 1개), 에너지젤 4개 *Bike 후 Run에도 스포츠고글 착용 | 썬캡, 레이스벨트, 러닝화(썬크림, 헤어밴드, 양말, 바이탈5000 1개), 에너지젤 2개 *Bike 후 Run에도 스포츠고글 착용 | 썬캡, 레이스벨트, 러닝화(썬크림, 헤어밴드, 양말, 바이탈5000 1개), 에너지젤 1개 *Bike 후 Run에도 스포츠고글 착용 |

| | | |
|---|---|---|
| 퍼스널 니즈 백<br>(Special food 백) | 황도 1캔, 바나나 1개, 간편<br>죽 1개, 에너지바 2개, 연양<br>갱 2개, 맛밤 2팩 *죽 제공 없<br>으면 간편죽 1개 준비하기 *<br>남긴 퍼스널 니즈 백은 바꿈<br>터로 회수(대회측) | Special food 없음 |

철인3종 대회 전날 준비물

    나는 내일 2024 군산 챌린지 킹코스 대회에 참가한다. 어제 오후에 준비물을 챙기기 시작했다. 머릿속에서 떠오르는 것부터 챙겼다. 한참을 챙겼다. 다 챙겼다고 믿고 싶은데, 혹시 빠진 게 없나 지난번에 만들어 둔 '준비물표'를 보았다. 레이스벨트, 달리기용 양말, 수트착용 장갑 등 빠뜨린 게 많았다. 준비물을 다 챙겼다고 하나 계속 허전하다고 불안해할 필요가 없도록 다음 대회부터는 표를 보면서 챙겨야겠다. 최근 신경 쓸 게 많아서일까. 목감기가 3일이 지나도 쉬이 떨어져 나가지 않는다. 이번 대회는 기록 욕심보다는 대회를 안전하게 그리고 즐기는 구간을 최대한 늘려 보겠다.

    대회를 즐기려면 새로운 각도로 대회에 임하고 새로운 생각이 드나들도록 마음을 열어 두어야 한다. 작년 구례 아이언맨 대회 12시간대의 기록이 나오긴 어렵겠지만, 이번 군산 챌린지가 만족감 가득한 대회가 되도록 마음껏 즐기고 와야겠다.

# 군산 챌린지 철인3종 대회, 즐겼는가?

2024년 6월 2일 새벽이 밝았다. 군산 챌린지 킹코스가 7시에 군산 앞바다에서 호루라기 출발 소리로 우렁차게 시작되었다.

대회 30분 전에 바다에서 웜업 수영을 하는 시간이 주어졌다. 차가운 수온18도과 너울성 파도에 순간 당황했다. 호흡이 트이지 않아 코스를 안내하는 줄rope을 잡았다. 다시 수영하려는데 웜업하는 선수들이 많고 차갑게만 느껴지는 파도에 줄을 또 잡게 되었다. 순간 나만의 대회 운영 전략이 필요했다. '어떻게든 3.8km를 완주를 해야 한다!'

파도에 익숙지 못한 선수는 긴장하면 무조건 줄을 잡게 된다. 이런 선수들이 많으면 줄 가까이에서 수영하는 게 어려워질 게 뻔하다. 선수들이 많이 몰려 있는 곳은 불필요한 몸싸움을 하게 된다. 대회에서 사용할 두 가지 전략을 세웠다.

**'가능한 줄 가까이에 붙지 않기', '선수들이 앞에 보이면 바깥으로 크게 돌아서 추월하기'**

결과적으로 제대로 효과를 발휘한 전략이었다. 앞서가는 선수와 부딪치려 하면 바깥으로 나갔다. 다시 부딪치려 하면 조금 더 바깥으로 나아갔다.

가끔 헤드업앞 보기을 하면서 방향과 선수들이 모여 있지 않나를 살폈다. 줄 가까이에 최대한 붙어서 가면 수영하는 거리를 낭비하지 않기 때문에 전방에 선수들이 없을 때는 줄 가까이에 붙기도 했다. 물때 달력을 보면, 대회 당일 간조가 5시 24분, 만조가 11시 17분이다. 대회가 7시에 시작했고, 간조와 만조의 중간 시간이 8시 20분이다. 조류의 영향으로 파도가 가장 클 때가 7시 40분부터 9시로 추정을 해 볼 수 있다.

약 40%의 참가자가 DNF<sup>Did Not Finish</sup>였다. 만조로 바뀌는 과정에 너울성 파도를 만났기 때문이었다.

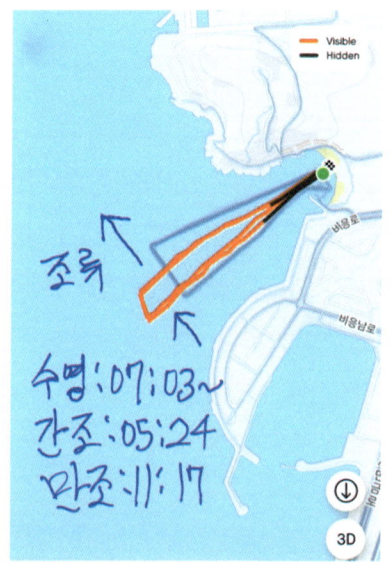

나 또한 조류 영향을 받았다. 위 캡처 사진의 아래쪽 화살표 지점에서 강한 조류로 줄 안쪽으로 들어갈 뻔했다. 두 발로 줄을 딛고 차면서 팔을 저어 바깥으로 나갔다. 줄 안쪽에서 수영하는 선수들도 보였다. 큰 부표를 돌아서 종착점으로 돌아오는 위쪽 화살표 부분에서는 줄에서 멀리 바깥으로 쓸려 떠내려갔다. 진행 요원이 호루라기를 불며 줄 쪽으로 오라고 고함을 질렀다. 줄까지 다가가기 위해 힘차게 팔을 저어야 했다. 줄 가까이에 붙어서 수영하려 했지만, 너울성 파도로 에너지를 소모하면서 평소보다 20분 이상 더 걸려 3.8km 수영 종목을 마쳤다.

다음은 180.2km 사이클. 순풍을 받을 때는 시속 40km까지 나가다가 역풍이 심할 때는 시속 15km까지 속도가 떨어졌다. '또다시 나를 시험하는구나!'
힘을 많이 써서 시속 15km를 25km로 끌어올릴 수는 있으나 사이클이 끝나면 42.2km 달리기가 남아 있다. 도로 주변의 아름다운 경치를 보며 힘을 아껴야 했다.

마지막 42.2km 달리기. 하프까지는 서브4 속도로 달렸다. 그 이후 앞에 가는 동호회 형을 만났고, 천천히 뛰자는 제안을 받아들였다. 뛰는 속도가 줄어들더니 아예 함께 걸었다. 두 사람 모두 걷고 싶은 마음이 통했는지 뛰다가 다시 걸었다. 사실 이번 대회는 최대한 즐기면서 기록 무관하게 완주하는 게 목표였다. 역발상으로 달리기에서 걸어가면 어떤 기분일지 느껴보고도 싶었다. 걸어보니 얻는 것보다 확실히 잃는 것이 많았다!

결승선을 들어와서도 완주 메달을 메고 사진을 찍고 싶은 마음도 일지 않았다.
14시간대로 완주를 하긴 했지만, 과연 킹코스를 내년에도 계속 해야 하는가가 의문이다. 자칭 '건강 전도사'인데 길고 긴 킹코스<sup>swim 3.8km, bike 180.2km, run 42.2km</sup>가 건강에 이롭기만 한지 단정할 수 없다.
자전거 속도도 낮춰보기도 하고, 달리다가 걸어 봐도 즐기기에는 뭔가 허전했다. 2024년 9월 22일 삼척 올림픽코스<sup>swim 1.5km, bike 40km, run 10km</sup> 대회를 신청했다. 첫 출전하는 올림픽코스에 가보고 싶은 삼척 바다에 살짝 설렌다. 올림픽코스 참가 후 내년에 킹코스 참가 여부를 결정해야겠다.

# 무쇠소녀단의 첫 번째 120일의 기적, 전원 철인 등극!

**무쇠소녀단과 함께 삼척 철인3종 대회에 참가하다!**

2024년 9월 22일 아침, 삼척에서 철인3종 대회가 열린다. 올림픽 코스라서 거리가 대체로 짧다. 수영 1.5km, 사이클 40km, 달리기 10km.

나는 올림픽 코스에 처음 참가했다. 올림픽 코스가 어떨까 궁금했다.

| 코스 | Swim | Bike | Run | Cut off |
|---|---|---|---|---|
| 킹 코스(Ironman 140.6) | 3.8km | 180.2km | 42.195km | 17시간 |
| 하프 코스(Ironman 70.3) | 1.9km | 90.1km | 21.1km | 8시간 30분 |
| 올림픽 코스 | 1.5km | 40km | 10km | 3시간 30분 |
| 스프린트 코스 | 0.75km | 20km | 5km | 1시간 45분 |

철인3종 대회의 종류

올림픽코스 대회에서 가장 유명한 대회가 삼척대회와 통영대회이다. 그중 삼척 바다는 바다수영의 로망 지역이나, 한 번도 가보지 못했던 곳이기도 하다. 그래서 꼭 대회를 통해서라도 가보고 싶었던 곳이 바로 삼척 바다이다. 지난주 초, 무쇠소녀단이 이 대회에 참가한다는 이야기를 듣고서 살짝 설렜다. 유이, 설인아, 진서연, 박주현이 바로 그들이다. 이 네 명 중 가장 보고 싶은 사람이 수영 베테랑 '유이'이고, 그다음은 운동 천재 '설인아'이다. 유이와 설인아를 가까이서 볼 수 있겠다는 희망이 생겼다.

그러면 뭘 준비하면 좋을까 생각하다가 응원 사진을 달고 뛰면 될 것 같아 만들었다.

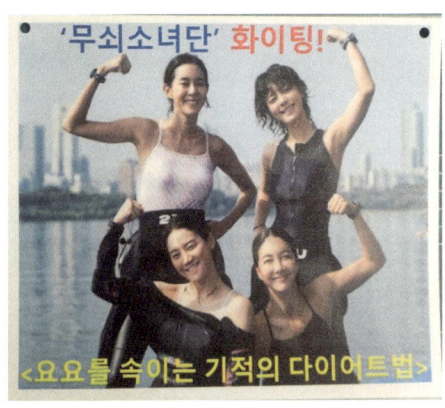

나의 첫 번째 책『요요를 속이는 기적의 다이어트법』홍보도 함께 하면 좋을 것도 같았다. 현재 계획으로는 등에 옷핀으로 달고 달리려고 한다. 무쇠소녀단이 무사 완주하기를 바라고, 그들을 응원하며 함께 대회를 즐기다가 오려 한다.

### 무쇠소녀단과 끝내 함께 못 한 삼척 철인3종 대회

2024년 9월 21일, 대회 전날.

내일 삼척 철인3종 대회에 참가하려면 대회 전날 오후에 대회 설명회에 참가해서 대회 유의 사항을 들어야 한다. 정해진 시간에 맞춰 갔는데 이미 좌석은 물론 뒤에 서서 들을 수 없을 만큼 사람들이 많이 모였다. 맨 뒤에 서서 진행자의 음성만으로 듣기에는 뭔가 부족했다. 비집고 들어가서 의자들 사이 비어 있는 통로 바닥에 앉았다. 중간쯤 앉았는데 바로 앞에 김동현 설인아 진서연 박주현 유이가 보였다. 설인아 유이 등 네 사람은 모두 철인이 되기 위해 집중해서 설명을 듣는다.

밖은 비가 주룩주룩…. 비는 언제 멈추나….

계속 내리는 비로 수영은 이미 물 건너갔고, 비가 그치면 '달리기 사이클 달리기'를 할 모양새이다.

대회 설명회가 끝나고 무쇠소녀단도 숙소로 돌아갔다.

9월 22일, 대회 당일.

아침 6시가 되어도 대회를 어떻게 하겠다는 방향도 잡지 못했다. 6시 47분 문자가 도착했다.

"기상악화로 대회가 취소되었습니다. 죄송합니다."

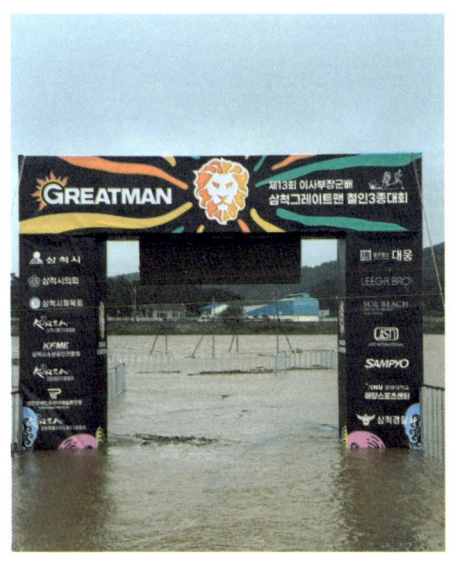

하늘에서 계속 내리는 비가 원망스럽다. 2022년 DMZ 피스맨 철인대회에서 지뢰가 폭파해도, 2024년 군산 챌린지 철인대회에서 너울성 파도가 몰아쳐도 대회가 중단되지 않았다. 삼척 철인대회가 계속 내리는 비로 사이클을 못 한다면 달리기는 할 수 있었는데, 대회 취소라니…. 물론 달리기한 종목이 철인3종을 대체할 수 없다. 하지만 끝까지 해내는 '철인정신'은 똑같다. 이대로 대회를 치르지 못하고 돌아갈 수가 없었다! 무쇠소녀단에게 철인정신을 보여주고 싶었다. 함께 간 동호회 회원들과 8시 30분에 달리기를 하기로 했다. 10km는 너무 약하다. 하프 마라톤은 해야 직성이 풀릴 것 같았다. 달리는 동안 비가 안 오다가 7km쯤 달리니 비가 왔다. 비가 오락가락했지만, 맹방해수욕장과 덕산해수욕장을 바라보고 파도의 거품을 보니 어느덧 21.1km를 다 뛰었다.

무쇠소녀단의 완주를 이렇게 응원했건만, 함께 하지 못한 대회의 아쉬움은 여전히 잔잔하게 내 마음에 남아 있다. 통영 철인대회까지 참가해서 무쇠소녀단을 응원하고 싶지만, 접수령을 넘지 못해 멀리서 응원할 수밖에 없게 되었다.

"열정으로 뭉친 무쇠소녀단의 통영 철인3종 경기 완주를 응원합니다!"

### 무쇠소녀단 통영 철인3종 대회에서 철인이 되다!

무쇠소녀단이 2024년 통영 철인3종 대회를 모두 완주하여 철인이 되었다!

4명 모두 완주하는 장면을 보고 가슴 뭉클했다. 특히 유이가 완주 메달을 목에 걸고서 북받쳐 우는 장면 그리고 주현이 유이의 품에 안겨 축하와 위로를 받는 장면에서 나도 가슴이 찡하여 눈물이 눈가에 맺혔다.

나도 첫 출전한 고성 아이언맨 대회를 120일 동안 준비했다. 경기를 끝내고 결승선을 통과하여 메달을 받아 목에 거는 순간, 눈물이 잠시 고였다가 두 볼을 타고 아래로 흘러내렸다. 열심히 준비하고 완주해 본 사람만이 아는 그 기분, '아~ 해냈구나!'

무쇠소녀단 4인의 완주하는 모습을 다시 보며, 지난 120일간의 고된 시간이 주마등처럼 지나갔다. 이번 경기 중 가장 스릴 넘쳤던 것은 단연 서연의 아슬아슬한 컷오프와의 싸움이었다.

수영 50분 컷오프에서 1분 53초 남겨 두고 들어오는가 하면, 자전거까지 2시간 30분 컷오프에서 40초 남기고 들어왔다. 마지막 남은 달리기 10km를 56분 1초로 잘 달려 주었다. 3시간 30분 결승선 컷오프에서 2분 2초를 멀리 두고 철인 라인을 통과했다.

| 종목 | 유이 | 박주현 | 설인아 | 진서연 | Cut off |
|------|------|--------|--------|--------|---------|
| 수영 | 0:26:48 | 0:35:49 | 0:30:58 | 0:48:07 | 0:50:00 |
| T1 | 0:02:35 | 0:02:43 | 0:03:09 | 0:03:04 | |
| 자전거 | 1:39:35 | 1:34:07 | 1:32:40 | 1:38:09 | |
| 누적 | 2:08:58 | 2:12:39 | 2:06:47 | 2:29:20 | 2:30:00 |
| T2 | 0:02:16 | 0:02:12 | 0:02:09 | 0:02:37 | |
| 달리기 | 0:51:32 | 0:56:30 | 1:05:32 | 0:56:01 | |
| 합계 | 3:02:46 | 3:11:21 | 3:14:28 | 3:27:58 | 3:30:00 |

이 모든 것을 한눈에 볼 수 있게 표로 만들었다. 표를 보면, 유이가 자전거 속도가 가장 늦었지만, 수영과 달리기는 월등히 빨랐다. 전반적으로 운영을 잘했던 주현도 만족스러운 기록으로 답했고, 달리기에 투혼을 불태웠던 인아도 너무 자랑스럽다. 내년에 올해 취소된 삼척대회에 함께 출전하는 게 나의 작은 소망이다. 그리고 유이 혼자라도 하프코스에 참가해서 완주한다면 무쇠소녀단을 더 오래 기억할 것 같다.

# 떵인이 몸을 이겼다, 무쇠소녀단!

무쇠소녀단이 아저씨들 마음을 흔들어 놓았다!

어제 무쇠소녀단의 '통영 철인3종 대회' 방송을 예상외로 많은 직원들이 시청했나 보다. 오늘은 월요일. 이번 주 첫 출근하는 날이다. 철인대회에 조금이라도 관심이 있는 동료들은 무쇠소녀단에 대해 한마디씩 했다.

"4명 전원 완주했던데!"

"서연 정말 아슬아슬하게 들어왔더라."

"막내 인아도 하는데 나 같은 남자가 못 하면 되겠냐. 죽기 전에 꼭 철인은 한 번 해봐야지."

"난 주현이 가장 사랑스럽더라."

그 장면들이 다시 떠올랐다. 또다시 가슴이 울렁거렸다. 오늘은 울지 않기로 했다!

저녁 식사를 직장 후배와 같이하는 내내, 수영 호흡을 내쉴 때 물속에서와 밖에서 몇 %를 뱉어야 하는지 등 질문이 지나치게 많았다. 나는 건강 전도사이니까…. 인내를 가지고 친절하게 가르쳐 주었다. 이 후배는 무쇠소녀단의 동기부여로 내년 철인 올림픽코스를 겨냥해 수영 수업을 듣기 시작했다고 한다. 저녁 식사 후 레포츠센터 수영장에 갔다. 온탕에 있는 나를 보고선 직장 동료가 해맑게 미소 지으며 내 옆 물속에 들어왔다. 이 동료는 더 적극적이다. "무쇠소녀단이 여자들이고 120일밖에 훈련을 안 했는데도 완주했는데, 나는 남자이니까 더더욱 해볼 만하지 않겠어?!", "모레 저녁 시간에 풀장에서 1.5km 수영 끌어줄 수 있지?", "자전거와 수트는 대여해야 하나?", "바다수영은 몇 월부터 들어갈 수 있나?", "내가 유이보단 더 잘 뛸 것 같은데, 그렇지?"

| 종목 | 유이 | 박주현 | 설인아 | 진서연 | Cut off |
|------|------|--------|--------|--------|---------|
| 수영 | 0:26:48 | 0:35:49 | 0:30:58 | 0:48:07 | 0:50:00 |
| T1 | 0:02:35 | 0:02:43 | 0:03:09 | 0:03:04 | |
| 자전거 | 1:39:35 | 1:34:07 | 1:32:40 | 1:38:09 | |
| 누적 | 2:08:58 | 2:12:39 | 2:06:47 | 2:29:20 | 2:30:00 |
| T2 | 0:02:16 | 0:02:12 | 0:02:09 | 0:02:37 | |
| 달리기 | 0:51:32 | 0:56:30 | 1:05:32 | 0:56:01 | |
| 합계 | 3:02:46 | 3:11:21 | 3:14:28 | 3:27:58 | 3:30:00 |

내년 철인대회가 언제 있냐는 질문에 '삼척대회'에 함께 나가자고 대답했다.

나를 구심점으로 철인대회에 참가해 보고 싶은 직원들이 하나둘 생기고 있다.

정신이 몸을 이긴다는 것을 체험하고 싶은 게 아닐까. 아무래도 삼척팀을 꾸려야 할 것 같다.

내년에 무쇠소녀단이 삼척대회에 참가하면 금상첨화일 텐데….

# 철인대회는 120일 준비로 완주가 가능하다

2024년 철인으로 전국을 달구었던 무쇠소녀단은 120일의 끊임없는 노력과 도전으로 4명 모두 철인이 되었다. 4명의 주인공은 익히 알려진 유이, 서연, 주연, 인아. 무쇠소녀단은 허민호 전 국가대표의 코칭을 받았다. 유이가 불가능해 보였던 자전거를 타게 되었고, 맥주병인 서연이 바다수영을 하게 되었다. 결국 4명 모두 올림픽 코스(수영 1.5km, 자전거 40km, 달리기 10km) 철인대회를 완주하였다.

| 코스 | Swim | Bike | Run | Cut off |
|---|---|---|---|---|
| 킹 코스(Ironman 140.6) | 3.8km | 180.2km | 42.195km | 17시간 |
| 하프 코스(Ironman 70.3) | 1.9km | 90.1km | 21.1km | 8시간 30분 |
| 올림픽 코스 | 1.5km | 40km | 10km | 3시간 30분 |
| 스프린트 코스 | 0.75km | 20km | 5km | 1시간 45분 |

철인3종 내회의 종류

무쇠소녀단 4인이 대회에 나간다고 했을 때 릴레이로 나갈 거로 생각했다. 유이가 1.5km 수영을, 인아가 40km 자전거를, 주현이나 서연이 10km 달리기를 할 거로 막연히 추측해 보았다. 하지만 완전히 오판하게 했다. 탄탄한 국가대표의 코칭과 소녀단의 무쇠 같은 정신력으로 모두 무사완주라는 기적을 만들어 냈다. 서연은 자전거 컷오프를 40초 남겨 두고 들어 왔는가 하면, 2분을 남기고 결승선을 통과하면서 모두의 간장을 쫄깃하게 만들었다.

| 종목 | 유이 | 박주현 | 설인아 | 진서연 | Cut off |
|------|------|--------|--------|--------|---------|
| 수영 | 0:26:48 | 0:35:49 | 0:30:58 | 0:48:07 | 0:50:00 |
| T1 | 0:02:35 | 0:02:43 | 0:03:09 | 0:03:04 | |
| 자전거 | 1:39:35 | 1:34:07 | 1:32:40 | 1:38:09 | |
| 누적 | 2:08:58 | 2:12:39 | 2:06:47 | 2:29:20 | 2:30:00 |
| T2 | 0:02:16 | 0:02:12 | 0:02:09 | 0:02:37 | |
| 달리기 | 0:51:32 | 0:56:30 | 1:05:32 | 0:56:01 | |
| 합계 | 3:02:46 | 3:11:21 | 3:14:28 | 3:27:58 | 3:30:00 |

내가 철인 입문하고서 첫 대회에 참가하여 완주한 과정이 무쇠소녀단의 철인 등극 과정과 아주 흡사했다. 나도 2019년 2월 입문해서 120일의 끊임없는 노력과 도전으로 대회 완주를 했다. 무쇠소녀단이 올림픽 코스<sub>수영 1.5km, 자전거 40km, 달리기 10km</sub>인 것에 반해, 나는 하프 코스<sub>수영 1.9km, 자전거 90km, 달리기 21.1km</sub>를 완주해야 했다. 나 또한 전 국가대표의 코칭을 받았다. 김정호 전 국가대표, 곽경호 감독, 장유정 전 서울시청 코치의 코칭을 거쳤다. 수영장에서만 하던 수영을 바다에서 수영을 했다. 달리기 생초보에서 21.1km를 뛰게 되었다. 파스 한 통을 허벅지, 무릎, 종아리에 뿌려가며 땡볕을 달렸다. 로드 자전거도 입문하여 90km를 평속 30km로 타게 되었다. 결국 아이언맨 하프 대회를 무사 완주하였다.

2019년 철인 첫 대회에서 받은 메달이 왼쪽. 가운데는 2022년, 오른쪽이 2023년에 받은 세 번째 고성 아이언맨 대회 완주 메달이다.

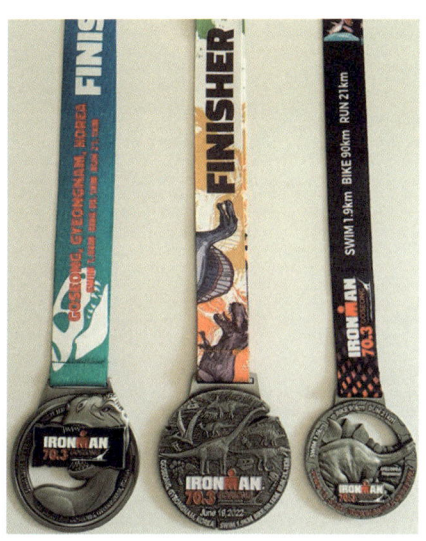

무쇠소녀단과 나의 철인 등극 사례를 보면 귀납적인 결론으로 귀결된다. 우수한 코칭과 무쇠 같은 정신력으로 120일 훈련은 철인이 될 자격을 가진다!

# 무쇠소녀단의 두 번째 120일의 기적, 전원 복싱 챔피언 등극!

무쇠소녀단이 또다시 기적을 만들어 냈다.

2024년에 전원 철인이 되는가 하면, 2025년에는 전원 복싱 챔피언이 되었다. 120일의 간절함과 노력 그리고 끈기만 있으면 기적이 만들어지는 것을 또다시 증명했다. 나는 철인 입문해서 120일의 노력과 도전으로 철인 하프 대회를 완주할 수 있었다. 내가 2019년 4개월만에 고성 철인하프대회<sub>수영1.9km, 사이클90km, 달리기21.1km</sub>를 완주한 기적은, 무쇠소녀단이 두 번씩이나 120일의 기적을 만들어 낸 것에 비길 수가 없게 만들었다. 그렇다. 시간을 많이 들이면 더 정교해지고 더 실력이 쌓이겠지만, 반드시 시간이 많이 필요한 것은 아니다. 시간이 한정적인 직장인도 주말 간 4개월만 미치면 하지 못할 스포츠가 없다.

무쇠소녀단이 여릿한 소녀 몸으로 남자도 쉽게 도전하기 어려운 복싱이라는 험한 스포츠에 도전해서 전원 챔피언의 타이틀을 거머쥐었다.

그 주인공은 유이, 금새록, 박주현, 설인아.

유이와 박주현은 서울시협회장배 1위를, 설인아와 금새록은 대한체육회장배 1위라는 기염을 토했다. 설인아는 20대 최우수 선수상까지 수상하는 쾌거를 이뤘다. '설심바'에서 '라이언 킹'으로 업그레이드되는 순간이었다. 복싱 챔피언 4명이 120일을 거쳐 오면서 챔피언이 되고 나서 마음에 남아 있는 말을 한 명씩 했다.

금새록 : 정말 후회 없고, 진심이었고, 정말 뜨거웠어요. '노력한 만큼 되는구나'를 느꼈어요.

유이 : 최선을 다했어요. 지난 4개월이 자신에게 부끄럽지 않아요. 전 제가 자랑스러워요.

박주현 : 내 안에 있는 공포를 이기려고 계속 시도했고 두려움과 정면으로 맞서며 단단해졌어요. 그리고 엄청 자신감을 얻었어요.

설인아 : 진심으로 연습을 해왔는데, 부상이라는 이유로 도전을 멈추는 것이 너무 힘들었어요. 부상으로 쉬고 있는 기간에도 복싱이 너무 하고 싶었어요. 복싱이 미치도록 재밌어요! 실력이 느는 것과 못해도 다시 도전하는 것이 너무 재미있어요. 좋아하는 것에 도전하고 노력하는 자는 무적입니다.

네 명의 공통점은 복싱에 '진심'이었다.
설인아가 나머지 세 명과 다른 점은 모든 과정을 재미있어하고 진심으로 즐겼다는 것에 있다. 사람은 타고난 소질이 있다. 하지만 후천적으로 재능을 발견하는 것은 자신이 즐기고 있을 때 더 빨리 드러나게 되어 있다. 미치고 집중하고 몰입하고 진심으로 즐기고 있을 때 재능이 윤곽을 드러내게 된다. 부상을 겪지 않아야 하지만, 부상이 왔어도 빨리 회복하려고도 노력했다. 인아는 좋아하는 마음의 크기만큼 더 뜨겁게 훈련했다. 열정을 다한 훈련은 복싱 챔피언을 안겨 주었고, 20대 최우수 선수상을 수상하게 했다.

챔피언과 최우수 선수상이라는 성취감은 자신감으로 자라나고, 자신을 굳건히 믿는 자존감으로 견고해진다.

〈무쇠소녀단 1〉과 〈무쇠소녀단 2〉에서 보여 준 '철인'과 '복싱챔피언'이라는 단단해진 자존감이 다음에 이어질 여정을 더 수월하게 할 것이다. 〈무쇠소녀단 3〉이 벌써 궁금해지고 기다려지는 것이 나쁜만이 아닐 것이다.

# 혼자서도 철인대회가 가능하다

철인3종 대회는 네 개가 있다.

'철인대회 종류'에 대한 설명은 앞의 「철인대회는 120일 준비로 완주가 가능하다」에서 확인할 수 있다. 스프린트 코스는 워밍업 수준이라서 올림픽 코스부터 철인대회라고 간주코자 한다. 철인대회는 개인이 신청해서 참가하는 때도 있지만, 동호회에서 단체로 참가하는 경우가 일반적이다. 대회에 참가하려면 준비를 잘해야 하고, 준비를 잘해야 안전하게 완주할 수 있다. 대회장의 힘찬 응원이 대회의 분위기를 한껏 띄우고 흥을 북돋운다. 그렇지만 혼자서 철인3종 대회라고 생각하고 3종을 하면 나만의 '철인대회'가 되지 않을까?

2024년 9월 7일 6시 34분에 구봉도에서 수영을 3.9km 했다.

바다수영 동호회 회원들과 바다를 헤쳐갔다. 중간에 쉬는 시간이 거의 없이 수영했다. 대부분 회원은 오리발을 했기 때문에 무핀인 나보다 속도가 빨랐다. 그래서 쉬는 시간을 줄여서 그들과 속도를 비슷하게 맞춰서 가야 했고, 가장 먼 5 퇴수로까지 수영했다. 구봉도는 1~5 퇴수로가 있는데 5퇴수로까지는 3.9km 거리가 된다. 철인 킹코스 수영 3.8km를 커버하고도 100m가 남는다.

집에 와서 더위를 피해서 저녁에 서울식물원에서 10km를 달렸다. 천천히 달렸다. 달리면서 처음 만난 사람들과 이야기를 주고받고 함께 달리는데 힘이 들지 않았다. 달리기는 분명 함께 달리면 재미가 2배 이상이 되는 묘한 스포츠이다. 다음에 함께 달리게 될지도 모르는 우연과 아쉬움을 남기고 10km 달리기를 마쳤다. 올림픽 코스 달리기 10km를 정확하게 달렸다.

다음 날 아침에 자전거를 탔다. 여유 있게 탔다. 자전거는 몇 개월 만에 타면 으레 자전거에 정비할 곳이 생긴다. 정비할 곳이 없다면 정비할 곳이 없나 찾아보는 것도 좋은 습관이 될 것 같다. 사이클은 철인3종 종목에서 수영 다음으로 안전에 신경을 많이 써야 하는 종목이다. 한순간 방심하면 사고가 나기 십상팔구이다. 천천히 아라뱃길을 따라 정서진을 왕복했다.

갈 때 25km 도중 안장 뒤에 있는 오른쪽 물통이, 올 때 25km 도중 안장 뒤 왼쪽 물통이 튕겨 빠져 도로 위에 떨어졌다. 50km 도착 후 자전거 가게에 들러 정비를 받았다.

자전거 50km는 올림픽코스 40km를 커버하고도 10km가 남는다. 자전거를 오랜만에 대회 2주 전에 탄 목적은 2024년 9월 22일 삼척 철인3종 대회에 가지고 갈 자전거 점검을 하기 위함도 있었다.

수영 3.9km, 사이클 50km, 달리기 10km를 혼자서 했다. 혼자서도 철인대회가 가능했다.

공식 대회와 다른 점은 응원을 하는 관중이 없고, 결승선이 없다. 관중과 결승선은 스스로 설정이 가능하다. 자신에게 응원하고 격려하고 골인하면, 완주의 기쁨이 생긴다.

혼자서 한 가상 철인대회는 2주 후에 참가하는 삼척 올림픽 코스(수영

1.5km, 사이클 40km, 달리기 10km)를 준비하는 데도 도움이 된다.

처음 참가하는 올림픽코스, 벌써 설레인다. 올림픽코스는 하프와 킹코스와 뭐가 다를까?

참가하는 철인들과 함께 숨 쉬고 함께 가슴 벅차게 달리고 오겠다!

삼척은 바다수영으로도 가보고 싶은 곳이기에 철인대회로 가보는 행운을 가진다.

# 철인3종 대회 준비물과 아미노바이탈이 필요한 이유

철인3종은 수영, 사이클, 달리기 세 종목을 이어서 하는 스포츠이다. 세 종목을 쉼 없이 해야 하므로 대회 시작 전에 준비를 모두 마치고 참가 선수들과 함께 대회를 시작한다. 준비물 하나라도 없으면 대회에 참가하는 게 어려워지기도 하고, 심지어 대회를 시작조차 못 하게 된다. 대회 준비물이 많다 보니 집을 나서기 전에 챙기는 데도 시간이 오래 걸린다. 그리고 준비물을 모두 챙겼다고 자신해도 뭔가를 빠뜨리지 않았을까 하는 걱정을 떨칠 수가 없다. 대회에 참가해 보니 꼭 빠뜨리는 게 생겨서 준비물표가 있으면 좋을 것 같아 만들었다.

준비물표를 보면서 준비하면 두 가지 큰 장점이 있다. 시간을 절약하며 효율적으로 짐을 챙길 수 있다. 그리고 준비물을 모두 챙겼다고 생각하는 순간 걱정이 사라진다.

올림픽코스 첫 출전인 2025년 삼척대회 무사 완주하고 나서 이전에 만든 하프와 킹코스 준비물표에 올림픽코스를 추가해서 보기 편하게 만들었다.

| 준비물 | 킹 코스 | 하프 코스 | 올림픽 코스 |
|---|---|---|---|
| 기본 준비물 | 경기복, 수트, 수경, 자전거, 자전거 커버, 바이탈5000 1개(대회 1시간 전), 바이탈3800 2개 (대회 직전, 대회 직후), 세면용품, 잠옷, 핸드폰 충전기, 위치 충전기 | | |
| Morning 백 (스트리트 기어 백) | 샌들, 썬크림, 바세린, 수트 착용 장갑, 수경 케이스, 바지(신분증, 핸드폰) | | |
| Bike 백 | 헬멧(스포츠고글), 식염포도 당, 클릿슈즈(썬크림, 헤어밴드, 장갑, 바이탈5000 1개), 물통 3개(에너지젤 4개 배합, 구연산 워터 3개, 물 1개) | 헬멧(스포츠고글), 식염포 도당, 클릿슈즈(썬크림, 헤어밴드, 장갑, 바이탈5000 1개), 물통 2개(에너지젤 4개 배합, 물 1개) | 헬멧(스포츠고글), 클릿슈즈 (썬크림, 헤어밴드, 장갑, 바이탈5000 1개), 물통 1개(에너지젤 3개 배합) |
| Run 백 | 썬캡, 레이스벨트, 러닝화 (썬크림, 헤어밴드, 양말, 바이탈5000 1개), 에너지젤 4개 *Bike 후 Run에도 스포츠 고글 착용 | 썬캡, 레이스벨트, 러닝화 (썬크림, 헤어밴드, 양말, 바이탈5000 1개), 에너지젤 2개 *Bike 후 Run에도 스포츠 고글 착용 | 썬캡, 레이스벨트, 러닝화 (썬크림, 헤어밴드, 양말, 바이탈5000 1개), 에너지젤 1개 *Bike 후 Run에도 스포츠 고글 착용 |
| 퍼스널 니즈 백 (Special food 백) | 황도 1캔, 바나나 1개, 간편 죽 1개, 에너지바 2개, 연양 갱 2개, 맛밤 2팩 *죽 제공 없으면 간편죽 1개 준비하기 * 남긴 퍼스널 니즈 백은 바꿈 터로 회수(대회측) | Special food 없음 | |

철인3종 대회 전날 준비물

삼척대회는 2024년 폭우로 취소되었고, 2025년은 수온 29도로 수트를 입지 않고 대회가 시작되었다. '철인대회 종류'에 대한 설명은 앞의 「철인대회는 120일 준비로 완주가 가능하다」에서 확인할 수 있다.

올림픽코스는 하프코스와 킹코스 대회 경험을 비춰보면 먹는 보급 외에는 다를 게 없다. 거리만 짧을 뿐 진행 순서와 움직임은 동일하기 때문이다. 올림픽코스를 추가해서 만든 준비물표를 보면, 챙겨야 할 게 많다는 것을 알 수 있다.

그리고 대회 준비물에 보면 '바이탈'이라고 적혀 있는 것은 '아미노바이탈'을 줄여서 표현했다. 특정 제품을 섭취하는 것은 나뿐만 아니라 많은 철인과 마라톤하는 분들이 널리 애용하고 효능이 검증되었기 때문이다. 에너지젤은 다양한 제품이 많아서 아미노바이탈 2500을 고집할 필요가 없다.

많이 섭취하는 아미노바이탈 4종에 대해서 정리 해 보았다.

| 제품명 | 사진 | 용도 및 섭취 방법 |
|---|---|---|
| 아미노바이탈5000 | | 후반까지 부단한 전력 공급<br>대회 1시간 전 1/2포 섭취, 대회 30분 전 1/2포 섭취 |
| 아미노바이탈3800 | | 근단백 합성촉진 및 피로 회복<br>철인대회 직전 1포, 대회 직후 1포(물 120ml 함께)<br>*마라톤 대회는 대회 직전 1포 생략(물 최소 섭취 전략) |
| 아미노바이탈2500 | | 지치기 전 섭취하는 에너지 젤<br>마라톤 기준 매 8km에 1포(물 120ml와 함께) |
| 아미노바이탈 구연산워터 | | 수분과 미네랄 공급<br>자전거 물통에 3포를 타서 마심 |

아미노바이탈 용도 및 섭취 방법

준비물을 빠짐없이 준비하고, 보급도 잘해서 대회를 즐기고 완주하는 것은 본인의 몫이다.

## 4장

# 운동하면서 다치지 않고
# 삶의 질을 올려라

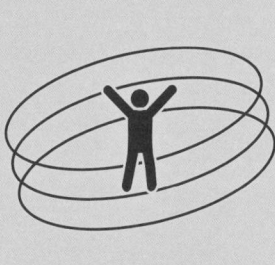

# 얼마나 걷고 달려야 건강에 좋을까

모든 사람은 제각기 다른 조건을 가지고 살아가고 있다. 과체중인 사람, 정상 체중인 사람, 저체중인 사람, 무릎 관절이 좋지 않은 사람과 정상인 사람이 있다. 그리고 근육이 많으면서 과체중인 사람, 근육이 부족하면서 과체중인 사람과 저체중인 사람 등 경우의 수가 많다. 그러다 보니 일률적으로 얼마만큼 걷고 달리는 것이 가장 좋다고 말할 수 없다. 먼저 움직이는 속도가 무릎에 가해지는 충격은 비례한다는 걸 이해해야 한다.

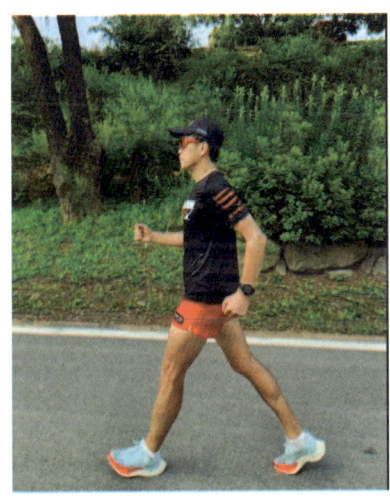

걷기는 한 발이 지면에 붙어 있을 때 다른 한 발이 앞으로 나가면서 착지한다. 천천히 걷고 사뿐히 착지할 때 체중의 0.5배만큼 충격이 생긴다. 한 발이 이미 지면에 있어서 다른 한 발이 체중의 반만큼 충격이 생긴다. 빠르게 걸을수록 몸의 균형을 빨리 잡아야 하고 지면을 내딛는 힘도 커져야 한다. 사람마다 빠르게 걷는 속도가 다르고 체중과 자세가 달라 충격이 일률적이지는 않지만 빠르게 걷더라도 부하가 달리기만큼 걸리지 않기 때문에 많이 걷거나 빠르게 걸어도 안전하다고 할 수 있다. 따라서 걷기는 무릎이 아프지 않은 사람은 매일 해도 되지만, 무릎이 조금 아픈 사람은 빠르게 걷기보다는 천천히 걷기를 해야 한다. 무릎이 몹시 아픈 사람은 천천히 걷더라도 주의해야 하고, 걷기보다는 실내 자전거나 수영으로 근육을 보강하는 것이 우선 되어야 한다. 과체중이면서 무릎이 아픈 사람은 식단 다이어트로 5%의 체중을 감량하는 동안 실내 자전거나 수영으로 허벅지 근육을 보강해야 한다. 그다음 천천히 걷기를 하면서 지속적으로 체중 감량되는 걸 확인한 후 빠르게 걷기를 한다. 빠르게 걷기를 하면 발<sup>족저근</sup>, 정강이<sup>전경골근</sup>, 종아리<sup>비복근과 가자미근</sup>, 허벅지<sup>대퇴사두근</sup>, 엉덩이<sup>대둔근</sup>, 배복근, 등<sup>등근육</sup>이 고루 발달한다. 무릎이 좋지 않은 사람은 하루에 아프지 않을 만큼 천천히 5천 보 내외로 걷는 것이 좋다. 체중 감량과 동시에 근육이 생기기 시작하면 조금씩 늘려서 만 보 이상으로 걸으면 된다. 다이어트 목적으로 하는 무릎이 건강한 사람은 단계별로 걸음 수를 늘려 가면 된다. 처음에는 만 보로 시작해서 걷다 보면 하체 근육이 발달해 가는 것을 알 수 있다. 점점 만 오천 보로 올리다가 이만 보까지 걸으면 다이어트 효과도 극대화한다. 근육이 생기고 걷기가 익숙해지면 빠른 걷기가 가능해져 시간 여유가 있는 날에는 쉽게 이만 보 이상을 걸을 수 있다. 건강한 걷기를 다음과 같이 간략하게 요약코자 한다.

걷기는 무릎이 좋지 않은 사람은 수영, 자전거 등으로 허벅지 근육을 강화한 후 5천 보부터 걸으면 된다. 무릎이 건강한 사람은 만 보 이상 걷는 것이 좋으며, 2만 보 내외까지 걷는 것이 가장 좋다. 하체 근력 강화 목적으로 '매우 빠르게 걷기'를 2만 보 이상 하는 경우는 걷는 중간에 휴식이 필요하다. '매우 빠르게 걷기'는 1km를 7분 이하 페이스로 걷는 것을 말한다. 매우 빠르게 걷기는 달리기만큼 땀이 많이 흐른다. 매우 빠르게 걷기는 주 4회만 해서 신체가 휴식하는 시간을 줘야 한다. 주 4회를 2만 보 이상 매우 빠르게 걷기를 했다면, 나머지 3일은 보통 걷기를 해서 근육이 쉬도록 해야 한다.

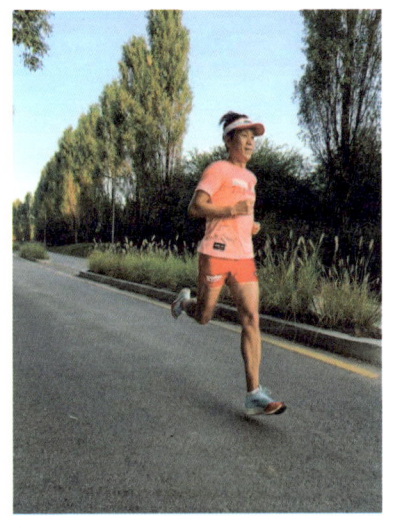

건강 달리기는 건강 걷기와 사뭇 다르다고 할 수 있다. **건강을 위한 달리기는 천천히 뛰어야 한다. 월 100km 이내 주 3~4회로 뛰는 것이 가장 좋다.** 발달한 근육, 적정 체중, 예쁜 자세를 가진 러너라도 월 300km를 넘지 않는 것이 건강에 좋다. 그리고 기록 경신까지 하고 싶어서 빠르게 달려야 한다면 빠르게 달리기를 주 1회로 제한하는 것이 좋다. 빠르게 달리기 주 1회를 포함해서 달린다면 월 200km 이내로 주 3~4회 하는 것이 좋다. 하지만 60대에 접어들면 빠르게 달리기는 부상 위험이 높아지므로 점차 속도를 낮추는 것이 현명하다. 중강도 이상으로 주 3~4회 운동이 좋은 이유는 뭘까? 연세대 보건대에서 '땀나는 운동과 질병 예방 효과'에 대해 13년간 25만 7천 명을 추적 관찰한 적이 있다. 땀이 날 만큼 운동하는 것은 건강에 좋을 만큼 중강도 이상으로 운동하는 것을 말한다.

| 운동의 질병 예방 효과 | | |
|---|---|---|
| | 주 3~4회 | 매일 |
| 고혈압 | 14% | 5% |
| 당뇨병 | 13% | X |
| 심근경색 | 21% | X |
| 뇌졸중 | 20% | X |

*자료출처: 연세대 보건대/대상 25만 7천 명 KBS뉴스 인용

주 3~4회 꾸준히 운동하면 고혈압, 당뇨병, 심근경색, 뇌졸중 예방에 효과가 있다. 하지만 매일 운동하면 고혈압 예방 효과가 줄고, 당뇨병, 심근경색, 뇌졸중은 예방 효과가 없었다. 일주일에 하루도 쉬지 않고 중강도 이상의 운동은 신체 회복 시간 없이 피로가 누적되어 심장과 혈관에 부담된다. 혈관의 탄력과 같은 신체 조절 능력을 떨어뜨려서 질병 예방 효과가 감소될 수 있다. 운동해서 체력을 끌어올려 유지하면 건강하게 보내는 시간만큼 젊음을 이연시킨다. 젊음을 이연한 시간만큼 나이를 먹지 않고 청춘으로 살아가게 된다.

# 우리 몸은 3일째 아프지 않으면 계속 운동해도 된다

운동을 하다 보면 무릎이나 허리가 아플 수 있다. 아픈 곳이 하루나 이틀이 지나면 대부분 자연적으로 안 아프게 된다. 하지만 3일째가 되어도 여전히 아프면 일단 휴식이 필요하다는 신호다.

2024년 2월 23일 금요일, 왼쪽 안쪽 무릎이 조금 아팠다. 토요일, 자고 일어나도 증상이 똑같다. 일요일은 챌린지 레이스에 참가해서 철인동호회 동생을 위해 서브330 페이스 메이커를 해 주기로 한 날이다. 아침에 눈을 뜨니 무릎은 감쪽같이 아프지 않았다. 다행이라 생각하고 최대한 풀코스를 같이 뛸 계획이었다. 페이스 메이커로 32km만 뛰어도 임무는 완수하게 된다. 나머지 10km는 천천히라도 꾸준하게만 달려도 소기의 목표는 달성할 수 있게 된다. 대회에 '3시간 30분 페이스 메이커'와 같이 달렸다. 30km만 달렸지만, 달리고 나서도 통증이 재발하지 않았다.

또 다른 일시적인 무릎 통증의 경험을 돌이켜 보면, 2019년 철인3종 입문해서 훈련을 많이 했던 그해 가을날이었다. 아침부터 왼쪽 무릎 바깥쪽이 뻐근하고 아팠다. 장경인대 통증이 있을 때 느껴지는 무릎 바깥쪽의 상단 부위는 아니었다. 통증은 그 부위보다 조금 아래쪽이었다. 하체 스트레칭을 하면 통증이 완화될까 해서 몸의 긴장을 풀면서 스트레칭을 했다. 다음 날이 되니 전혀 아프지 않았다. '무릎 중심으로 위아래 뼈가 자리를 잡아 가는구나.'라고 생각했다. 달리기를 적당한 강도로 하면 무릎 위에 붙어 있는 대퇴사두근 힘줄과 대퇴사두근이 미세한 손상을 입고 회복되는 과정을 통해 더 강해진다.

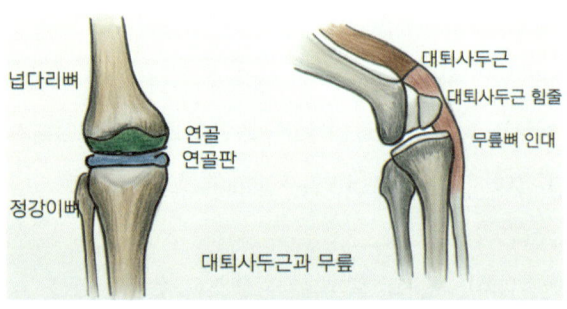

무릎 구조

무릎이 아닌 허리가 아플 때도 있었다. 2025년 2월 7일 금요일 오후, 이제껏 아픈 적이 없던 허리가 뻐근했다. 허리를 만지작만지작 마사지해도 뻐근하기는 마찬가지다. 내일은 토요일. 달리기할지 말지를 결정해야 한다. 근데 허리가 왜 갑자기 뻐근한지가 의문이다. 최근 업무를 한다고 자리에 앉으면 2시간 이상 앉아 있는 빈도가 많아진 건 사실이다. 이유가 그렇더라도 빨리 허리 뻐근함을 해소하는 게 급선무이다. 저녁에 수영장에서 1.5km 수영을 했다. 관절에 무리가 거의 가지 않는 운동이 수영이 아니던가.

수영을 마치고 집에 가는 길에 철인동호회 동생이 연락이 왔다. "형, 내일 아침 30km 같이 뛰어요!" 나는 허리 상태가 좋아지면 아침에 같이 뛰자고 했다.

토요일 아침 6시 기상해서 허리 상태를 보니 전날보다 더 뻐근하고 무거웠다. 달리기 대신 수영장에 가서 냉탕에 반신욕을 했다. 이윽고 2km 수영을 했다. 요추는 이상이 없어 보인다.

집에 와서 허리에 파스를 붙이고 오후를 보냈다. 내일 제발 회복되기를 기대하며. 나는 5년째 일주일에 한 번은 10km 이상을 달리고 있다. 달리기가 날씬한 몸을 유지하는 가장 큰 비결이기도 하다. 일요일 아침 7시 기상. 허리 뻐근함이 많이 줄었다. 어제와 같게 냉탕에서 찜질하고 수영을 했다.

오후가 되니 오전의 매서운 혹한이 대부분 사라졌다. 허리 뻐근함이 대부분 사라지듯. 나 자신과의 약속, '일주일에 한 번 10km는 달렸다!'

달려도 허리가 아프지 않은 걸 보면 이미 정상으로 회복된 것을 확신할 수 있었다. 내가 몸을 돌보듯, 몸도 나와 소통하여 더 건강해지고 있었다.

인체는 분명 '자연치유'라는 신비로운 약이 있다. 올바른 자세로 무리하지 않을 만큼 운동하고, 스트레칭, 휴식, 적당한 양의 단백질 공급하면 반드시 근골격이 튼튼해진다.

미리 걱정을 당겨서 할 필요가 없다! 3일째에도 계속 아프면 휴식을 하면서 치유해도 늦지 않다!

# 신진대사와 운동과의 관계

'신진대사'라는 단어는 들어도 다시 들어도 의미를 파악하기 힘들었다.

신진대사 하면 먼저 떠오르는 것은 한때 삼성화재에서 9연패를 달성하게 한 신진식 배구선수다.

그만큼 신진대사라는 단어가 어려워 보였다. 생각 근력으로 다시 신진대사의 뜻을 뜯어 보았다. 신진대사新陳代謝를 한 자씩 한자의 뜻을 뜯어서 보면, 신新새 신, 진陳묵을 진, 대代대신할 대, 사謝사례할 사. 새것이 묵은 것을 대신하고 보답한다는 뜻이다.

생리적으로 보면, 신진대사는 음식을 먹으면 세포가 에너지를 생성하고, 묵은 찌꺼기는 배설물로 내보내는 일련의 과정이다. 우리 몸은 신진대사의 근원이 되는 근육이 중요하다. 근육 생성과 유지를 위해 단백질 섭취와 운동을 해야 한다. 단백질 섭취만 하고 운동을 하지 않으면 근육은 서서히 빠지게 된다. 근육이 줄면 근육 자체에서 일으키는 기초대사량이 감소한다. 줄어든 기초대사량으로 같은 양의 음식을 먹더라도 과잉 에너지가 생겨 살이 찌게 된다. 식단 다이어트만으로는 감량한 체중을 유지하기 어렵고 궁극적으로 건강해질 수 없다. 운동을 해야만 균형을 이루며 건강할 수가 있다. 만약 다이어트에 성공했다고 하더라도 요요현상이 생기지 않도록 운동을 해야 한다.

내가 만든 '다이어트 시소 이론'을 보면 더 쉽게 이해할 수 있다. 다이어트 시소 이론은 식단 조절의 스트레스 없이 먹고 싶은 것을 모두 먹으면서 운동으로 체중을 유지하는 방법을 이해하기 쉽게 만든 이론이다.

· 다이어트 할 때 식단만으로는 불완전하며, 반드시 운동을 함께 해야 건강해질 수 있다.
· 다이어트는 식단과 운동을 상호 보완하며 균형을 이루어야 한다.

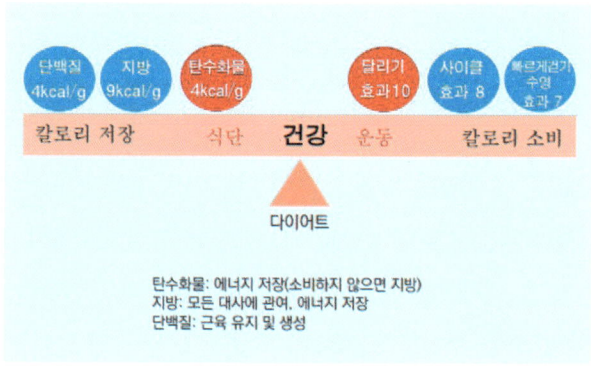

다이어트 시소 이론

운동 다이어트와 식단 다이어트가 균형을 이룰 때 비로소 균형이 잡힌 건강한 사람이 될 수 있다.

# 운동량으로 식단 조절의 스트레스를 없앤다

2023년 11월, 미국 제약사 일라이릴리의 비만약 '젭바운드'가 미국에서 시판을 허가받았다는 기사가 났다. 2022년 당뇨약으로 허가받은 '마운자로'와 같은 성분인데, 비만 치료의 패러다임을 바꿀 것이라며 자신감을 내비쳤다. 한 달 투여 약값은 1,060달러<sup>한화 약 150만 원</sup>로 정했다. 이 약은 비싸지만 체중 감량 효과는 있었다. 하지만 2024년 6월 미국의사협회저널<sup>JAMA</sup> 연구 결과를 보면, 비만약을 중단하니 몸무게가 14% 다시 늘었다. 100kg인 사람이 36주간 약을 투여하자 80kg이 되었다가, 약 중단 1년 후 91.2kg으로 11.2kg이 다시 늘었다. 식욕이 떨어져 음식을 먹지 않으면 근육이 줄고, 기초대사량이 줄어들어 과잉 에너지로 다시 살이 찌는 '요요현상'이 생겼던 거다.

우리는 살아가면서 과체중과 체중 감량이라는 상반된 이 두 단어를 자주 말한다. "운동을 해야 살이 빠질 텐데."라고 되뇌기만 한다. 쉽게 깨치지 않는다. 일단 운동량을 조절하는 힘이 생기면 식단을 조절해야 하는 스트레스가 사라진다.

'다이어트 시소 이론'<sup>239p 참조</sup>을 이해하고 운동을 하면서 먹고 싶은 것은 마음껏 먹어 보자. 다이어트 시소 이론의 구체적인 운동법은 5장의 「'그레이지'와 '다이어트 시소 이론'으로 날씬한 몸을 유지하라」에서 확인할 수 있다.

다이어트 시소 이론에서 크게 시사하는 것은 다이어트의 최고는 '달리기'이다. 달리기 실력이 되지 않는 사람은 조깅부터 시작하면 된다. 다이어트 효과를 누리려면 멈추지 않고 30분 이상 달려야 한다. 사이클로 달리기만큼 다이어트하고 싶다면 평소 속도보다 더 빠른 속도로 쉬지 않고 30분 이상 타야 한다. 수영은 어떨까? 수영은 쉬지 않고 30분 해도 칼로리 소모가 달리기나 사이클만큼 크지 않다. 추가로 빠르게 걷기 등과 같은 운동을 더 해줘야 한다.

운동을 충분히 했다면 이제 충분히 먹을 자격을 가지게 되었다. 이 세상 음식은 다섯 가지 맛으로 이뤄져 있다. 그래서 오미라고 부르며, 신맛, 쓴맛, 매운맛, 짠맛, 단맛이 있다. 이 다섯 가지 맛의 음식은 신체의 오장, 즉, 간장, 심장, 폐장, 신장, 비장을 보호하고 병에 걸리지 않게 한다. 우리는 이 다섯 가지 맛이 나는 음식을 먹고 싶을 때가 있다. 이것은 해당 장기에서 그 영양분이 필요해서이다. 먹고 싶은 것이 있으면 참지 말고 충분히 먹자. 그렇게 해야 스트레스를 받지 않고 요요가 찾아오지 않는다. 대신 적절하게 운동하면 칼로리 소모를 할 수 있고 몸을 움직이는 동안 근육이 만들어진다. 생성된 근육은 몸을 움직이지 않아도 자가 열량 소비가 되어 먹는 즐거움이 더욱 커진다.

### 신맛

간장. 간으로 불리는 간장은 오른쪽 갈비뼈 아래쪽에 놓여 있으며, 무게는 약 1.5kg로 오장 중에서 가장 큰 기관으로 담당하는 역할도 가장 많은 기관. 간의 주요 기능은 글리코겐 저장, 해독 작용, 혈류 조절, 요소 생성, 담즙 생성을 한다. 간이 지치거나 무리가 가면 건강을 해칠 수 있다.

### 쓴맛

심장. 심장 또는 염통은 대부분 동물의 혈관을 통해 혈액을 순환시키는 근육 기관. 내보내진 혈액은 폐로 이산화탄소와 같은 대사 폐물을 운반하는가 하면, 산소와 영양분을 몸에 공급하기도 한다. 인간의 심장은 거의 주먹 크기이고 무게는 약 300g이며, 폐 사이에 위치한다.

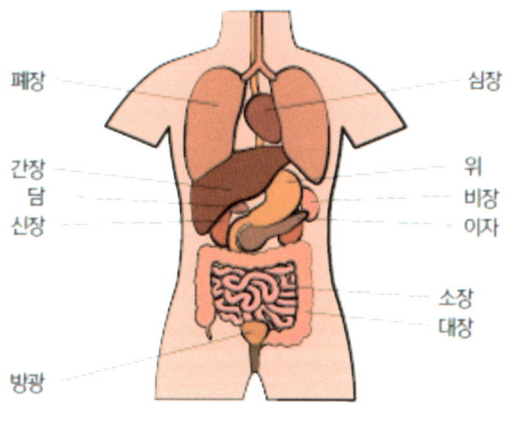

오장과 육부 (출처:기술과 혁신)

### 매운맛

폐장. 폐로 불리는 폐장은 일반적으로 오른쪽 폐는 왼쪽 폐보다 폭이 넓고

길이는 짧다. 오른쪽 무게는 약 620g이고, 왼쪽은 약 560g이다. 숨관, 숨줄 또는 숨통이라고도 부르는 폐는 심장의 위쪽에서 오른쪽 기관지와 왼쪽 기관지로 갈라져서 각기 오른쪽 폐, 왼쪽 폐가 된다.

### 짠맛

신장. 신장은 혈액 속의 노폐물을 걸러내어 오줌의 형태로 내보내는 배설 기관. 신장은 대략 길이 10cm, 너비 5cm, 두께 3cm의 강낭콩의 모양으로 횡격막 아래에 등쪽으로 좌우에 1개씩 있다. 무게는 양쪽을 합해서 약 200g이다. 오른쪽 신장이 왼쪽보다 약간 작다고 알려져 있다.

### 단맛

비장. 비장은 왼쪽 갈비뼈 아래, 위의 뒤쪽에 위치하는 기관으로 인체에서 가장 큰 림프 기관. 비장은 면역세포의 기능을 돕고 우리 몸에 있는 세균이나 항원 등을 걸러내며, 노화된 적혈구를 제거하는 역할을 한다. 무게는 약 100g이다.

# 운동은 힘 빼기가 답이다

어떤 운동을 하든지 간에 '힘을 빼야 잘할 수 있다.'라는 말은 많이 들어 봤을 거다. 힘을 뺀다는 것이 마치 답인 양 너도나도 외친다. "힘 빼는 게 답이다!"

힘 빼기가 왜 어려운지 곰곰이 그리고 다시 생각해 봤다. 최근 골프 개인 지도를 받았는데 첫 시간에 '백스윙부터 피니시까지 모든 구간에 힘을 빼라.'라고 가르쳤다. 특히 그립을 '새가 날아가지도 죽지도 않을 만큼 힘을 약하게 줘서 잡으'라고 한다. 가르침대로 살살 잡다가 채를 놓치기라도 한다면 채가 저 멀리 그물망 위까지 날아갈까 두려웠다. 그래서 그립을 힘을 줘서 세게 쥐고 있었다. 초보자는 절대 힘을 뺄 수가 없다! 왜냐하면 힘을 줘서 잡는 것도 제대로 느끼지 못했기 때문이다. 힘을 주는 것도 해 봐야 힘 빼는 것을 느낄 수 있다.

그러고선 두 달이라는 시간이 흘렀다. 왼쪽 손바닥에 옅은 굳은살이 생기고 나서야 그립에 힘을 뺀다는 느낌을 조금 알 것 같았다. 채의 중력도 느낄 수 있고, 힘을 쓰는 것보다 힘을 빼는 게 비거리가 늘어났다. 힘 빼는 게 좋은 것이 골프뿐이랴.

달리기는 상체에 힘을 빼야 한다. 어깨에 힘을 빼면 팔치기가 자연스러워지고, 달리기가 경쾌해진다. 하체가 잘 달리도록 상체는 리듬감을 더한다. 달리기에 갓 입문한 사람은 바로 상체 힘 빼기가 쉽지 않다. 빨리도 느리게도 달려봐야 상체의 힘을 뺄 수 있다. 달리기는 추가로 자신만의 보폭과 케이던스를 찾아야 하체에 힘을 뺄 수가 있다. 보폭이 커지면 케이던스가 줄어들고, 보폭이 작아지면 케이던스가 올라간다. 케이던스는 흔히 180에서 190이 좋다고 하는데 꼭 그렇지는 않다. 나는 달리기를 힘을 빼고 편하게 달리고 싶을 때 케이던스를 175로 낮춘다. 그렇다고 속도가 떨어지는 것은 아니다. 케이던스가 낮아져도 속도가 떨어지지 않기 때문에 보폭이 더 커진다. 속도가 줄지 않으면서 케이던스가 낮고 보폭이 커지면, 심장박동수가 낮아지는 효과가 있다. 2025년 2월 22일, 10km 달리면서 마지막 1km에서 케이던스를 180에서 175로 낮추었지만, 페이스를 4분 34초로 일정하게 유지했다. 그랬더니 호흡이 더 편안하고 심장박동수가 165에서 160까지 낮춰지고 몸에 힘이 빠지게 되었다.

다음은 수영. 수영은 먼저 하체에 힘을 빼야 한다. 접영을 조금이라도 더 오랫동안 덜 힘들게 하려면 하체의 힘을 빼고 발차기를 약하게 해야 한다. 접영 발차기를 세게 하면 속도는 빨라지나 50m 이상 가기가 무척 힘이 든다.

자유형은 하체의 힘을 빼고, '배쏙가위목위'<sup>배를 쏙 집어넣고 가슴과 목은 위로</sup> 자세를 하면 유선형 자세로 하체가 많이 떠서 5km든 10km든 편하게 수영할 수 있다. 자유형은 글라이딩을 길게 하고 팔 젓기를 천천히 정속으로 하면 상체도 힘을 뺄 수가 있다. 모든 사람이 상체에 힘을 뺄 수 있는 것은 아니다. 코어근육<sup>배,등,엉덩이근육</sup>이 발달한 사람은 천천히 수영하더라도 상체에 힘이 빠진 채 일직선으로 균형 잡기가 수월하다.

운동할 때 힘 빼기가 어려운 이유는 힘을 줘 보기도 하고 빼보기도 하는 경험이 부족하기 때문이다. 일반적으로 연습을 많이 하면 힘이 빠진다. 하지만 시행착오를 적게 하고 힘을 더 빨리 빼고 싶다면, 먼저 힘이 들어가더라도 정확한 자세가 나오도록 한다. 바른 자세를 이미지 메이킹하고 반복 연습하면 힘은 자연적으로 빠지게 되어 있다. 힘이 빠져야 예쁜 자세가 나오고 에너지 효율이 올라가서 힘들이지 않고도 오래 운동할 수 있게 된다.

# 운동에도 최소 주기가 있다

지난주 월요일 15분 수영을 마지막으로 하고, 어제 일주일 만에 50분 수영을 했다. 쉬지 않고 45분이 되니 종아리에 쥐가 날락 말락 했다. 47분이 되니 쥐가 나서 몇 초간 스트레칭하고서 다시 남은 3분을 마무리했다.

모든 운동에는 최소한의 운동 주기가 있다. 최소 주기만큼 해야 다시 할 때 어색하지 않고, 근육 기능을 유지하여 경련이나 부상을 예방할 수 있다.

수영은 일주일에 최소 두 번을 해야 한다. 일주일 두 번 수영은 근육이 놀라지 않고, 종아리와 발가락 등 경련을 막을 수 있다.

달리기는 일주일에 최소 한 번은 해야 한다. 다시 달리는 데 저항을 느끼지 않도록 일주일에 한 번은 해야 한다. 다른 운동을 하고 있다면 한 번의 달리기는 달리기 양으로 족하다. 체중 감량을 위한 달리기는 일주일에 10km 두 번 또는 5km 네 번이 좋다. 5km를 6분 페이스로 달리면 30분 동안 달리게 된다. 유산소 운동은 15분이 지나야 체지방 분해가 시작하고 30분 이상 지속해야 체지방 분해 효과가 커지기 때문이다.

나는 달리기를 매주 한 번은 한다. 지난주는 일본 여행으로 뛰지를 못했지만, 일주일에 달리기를 안 한 적이 거의 없다. 2019년 달리기 입문 이래, 안 뛴 주가 기억이 없을 만큼 매주 달렸다. 이번 주말 달리기가 살짝 긴장되는 게 당연한 거겠지.

# 운동으로 스트레스를 막고 위궤양을 치유하라

운동은 지구력과 근력을 키우고 삶을 더 풍요롭게 하며 더 건강하기 위해서 한다. 하지만 운동은 실제로 상쾌한 컨디션을 유지토록 하는 것이 더 효과가 크다 할 수 있다. 괴로움이나 스트레스가 있어도 한 걸음 뒤에서 바라보고 여유 있게 조절할 수 있고, 상쾌한 컨디션으로 빠르게 회복할 수 있기 때문이다. 그 힘이 운동이다. 운동을 해 보겠다고 쉽게 결정하지만, 오래 유지하기가 어렵다. 달리기가 처음이라면 100m만 천천히 뛰어 보면 어렵지 않다는 걸 알게 된다. 가뿐히 달성할 수준으로 시작하면 된다. 계단 오르기도 한 개 층으로 하다가 점점 늘려 나가면 된다. 운동을 한다고 힘든 상황이나 스트레스가 모두 사라지는 것이 아닐 것이다. 운동은 고민하는 시간을 줄이고 생각하는 시간을 늘려 준다. 유산소 운동을 30분 이상 하면 양의 에너지가 생겨서 고민 모드에서 생각을 집중하는 몰입 모드로 쉽게 옮겨 올 수 있다. 몰입을 할 때도 4가지를 생각하면서 지혜롭게 처리한다.

### 1. 발생하지 않은 일은 미리 걱정하지 않는다

우리는 하루에 5만 가지 생각을 한다. 5만 가지 중에서 95% 이상이 잡념이고 하지 않아도 되는 불필요한 걱정인 것이다. 잡념이 생기면 그 자리에서 일어나 빠르게 걸으면 잡념이 사라진다. 걷고 나서도 잡념이 스멀스멀

다시 올라오면 등에 땀이 나도록 더 빠르게 걸어 보자. 풀리지 않던 문제가 무의식에서 처리하다가 발걸음을 멈추면 의식에 해답을 줘서 번뜩이는 아이디어가 떠오를 때가 있다.

**2. 지금 스스로 처리할 수 있는 일은 바로 실행해서 머릿속에서 지워버린다**

바쁘지 않으면서 지금 당장 할 수 있는 일을 미루는 사람은 걱정거리를 항상 달고 다닌다. 본인이 모르는 사이 부정적 생각을 하도록 만든다. 반면 빠른 일 처리는 머릿속에서 이는 걱정과 불안을 해소한다. 걱정과 불안이 해소되면 마음이 평온해진다.

**3. 지금 당장 할 수 없는 일은 실행할 날짜를 메모하고 당장은 잊어 버린다**

메모에 기대어 현재는 마음이 편하게 된다.

**4. 혼자서 할 수 없는 일은 할 수 있는 사람을 찾아 부탁한다**

일의 수준에 맞게 대가를 지불한다. 필요하면 비용을 내더라도 전문가의 손을 빌려야 한다. 그게 궁극적으로 자신의 시간을 벌게 한다.

이 4가지는 신속하게 처리해야 후회가 남지 않고, 금방 평온한 일상이 이어진다. 닥친 일은 바로 처리하고, 바로 처리 안 되는 일은 정해진 날짜에 처리함으로써 스트레스 구간을 아주 짧게 가져가야 한다. 짧은 스트레스는 집중하게 하지만, 길고 끊임없는 스트레스는 위염을 일으킨다. 위염이 생기고도 해결이 안 되는 만성 스트레스성 일은 위궤양을 초래한다. 위궤양을 다시 위염으로, 위염에서 정상 상태로 돌려놓기에는 더 많은 시간과 열정이 필요하다. 따라서 위염이 생기지 않도록 선제 반응과 조치가 필요하다. 나도 과거 운동을 하지 않던 시기에 회사 업무 스트레스로 위궤양에 시달렸다. 하지만 체중 감량을 하고 본격적으로 운동을 하면서 위궤양을 물리칠 수 있었다.

문제를 끝까지 해결하고 위궤양과 같은 스트레스성 질병을 치유하는 힘은 운동에서 나오므로 우리는 운동해야 하는 것이다.

# 주당 120분 고강도 운동으로
## 삶의 질을 개선하라

일반적으로 성인이 되고 나서야 운동의 필요성을 더욱 깨닫게 된다. 규칙적인 운동은 심혈관 질환 및 암 발생을 낮출 수 있다. 하지만 얼마나 운동해야 좋을까? 체중 감량 과정에 있을 때와 감량을 완성한 후 유지 단계에서의 운동량과 운동 강도가 다를 수 있다.

어떤 단계에 있든지 간에 체중 감량하고 질병 예방 효과가 있으려면 고강도로 한 주에 네 번, 한 번 할 때 30분, 즉 한 주에 고강도로 120분<sup>2시간</sup> 운동하는 것이 좋다. 직장인은 평일에 운동하는 것이 현실적으로 어렵고 주말에만 해야 하는 경우도 많다. 토요일과 일요일에 60분씩 해도 된다. 주말 중 하루만 시간이 되는 경우라면 한 번 할 때 120분을 해야 한다. 달리기는 두 발이 지면에 떠서 빠르게 하는 운동 특성상 고강도 운동에 해당한다. 중강도로는 60분 네 번, 즉 일주일에 240분<sup>4시간</sup> 운동하는 것이 체중 감량에 적합하다. 중강도로 운동을 하면 다이어트 효과가 떨어지기 때문에 운동을 해야 하는 시간이 늘어날 수밖에 없다. 조깅, 빠르게 걷기와 수영은 중강도 운동이고 심박수가 상대적으로 낮게 뛴다.

빠르게 걷기 km페이스 7분 미만이나 수영 100m페이스 1분 45초 이하로 30분 동안 유지 할 수 있다면, 빠르게 걷기와 수영도 중강도가 아닌 고강도 운동을 한다고 할 수 있다.

2025년 미국내과의사협회지인 〈내과연대기〉에 당뇨병 환자들이 주말에 몰아서 하는 운동의 효과에 대한 분석 결과를 발표했다. 평균 나이 59.8세인 당뇨병 환자 5만 1,650명을 대상으로 10년에 걸쳐서 중강도 운동을 비운동군, 주당 150분 미만 운동 부족군, 주당 150분 이상 주말 1~2일만 하는 주말 운동군, 주당 150분 이상 3회 이상 하는 매일 운동군으로 분류했다. 10년 동안 1만 6,345명이 사망했다. 비운동군에 비해서 운동 부족군, 주말 1~2회 운동군, 매일주 3회 이상 운동군이 사망률이 각각 10%, 21%, 17%가 낮았다. 심혈관 질병 사망률이 주말 운동군의 경우 33%, 매일 운동군이 19% 더 낮았다.

여기서 얻을 수 있는 인사이트는 운동을 매일 하기보다는 주말에만 운동을 하더라도 시성비가 좋다는 것이다. 운동은 주당 최대 4일까지만 해야한다. 몸이 휴식을 하면서 더 건강해진다는 사실이다.

체중 감량과 질병 예방 효과를 동시에 극대화하려면 고강도로 주당 4회 이내로 총 120분을 하면 된다. 개인 여건상 중강도로 해야 하는 경우라면 주당 최소 150분2시간 30분을 해야 한다. 체중 감량까지 해야 하면 240분4시간을 하는 것이 좋다.

일주일 120분 고강도 운동을 하면 삶이 어떻게 좋아질까?
첫째, 체온 조절이 빠르다. 유산소 운동을 규칙적으로 하는 사람은 몸을 움직이면 혈액 순환이 빠르다. 추울 때 움직이면 몸이 빨리 데워져 정상 체온을 빨리 찾아간다. 더울 때 움직이면 땀 배출도 빨라져 정상 체온을 신속하게 유지한다. 혈액 순환을 통해 기초 대사가 일어나면서 에너지 소모를 통해 다이어트 효과가 바로 나타나게 된다.

둘째, 최대 산소 섭취 능력이 좋아진다. 최대 산소 섭취량은 VO₂Max로 표기하며, 체중 1kg당 1분에 섭취하는 산소량으로 ml/kg/min으로 표기한다. VO₂Max는 심폐지구력의 측도로 사용된다. 심폐지구력이 좋아지면 혈액의 산소 운반 능력이 좋아지게 된다. 한국 스포츠 과학연구소의 자료에 따르면, 건강한 40대의 VO₂Max는 남성이 41.9 이상이고 여성이 33.3 이상의 수치가 나온다.

| 성별 | 연령대 | 심폐지구력 |
| --- | --- | --- |
| | | 최대산소섭취량 |
| 남 | 19~29 | 44.1 이상 |
| | 30~39 | 43.2 이상 |
| | 40~49 | 41.9 이상 |
| | 50~59 | 39.4 이상 |
| | 60~64 | 36.4 이상 |
| 여 | 19~29 | 36.6 이상 |
| | 30~39 | 35.0 이상 |
| | 40~49 | 33.3 이상 |
| | 50~59 | 31.3 이상 |
| | 60~64 | 29.4 이상 |

*성인기 건강 체력 기준

한국 스포츠 과학연구소. 건강 체력 기준의 VO₂Max

셋째, 4년가량 수명이 연장된다. 미국인 40대가 운동을 꾸준히 하느냐에 따라서 평균 수명이 4년 늘어난다는 보고서가 있다.

넷째, 마음이 평온해진다. 마음이 평온해진다는 말은 감정 조절이 잘되어 불필요하게 에너지 낭비를 하지 않아도 되고 행복을 느끼는 세로토닌 분비가 많이 된다. 따라서 운동하는 사람이 더 행복해지는 환경에 머무르게 되는 것이다.

# 두려움과 불안, 운동으로 극복해 볼까

두려움과 불안은 운동으로 극복이 될까?

먼저 두려움과 불안의 차이를 이해해 보자. 언뜻 보면 두려움과 불안은 같아 보이지만, 실제 많이 다른 의미를 함축하고 있다. 두려움은 위협 대상이 눈앞에 있다. 두려움은 과거 경험이 현재 다시 재연될지 두려워할 수도 있고, 처음으로 겪을 수도 있다. 불안은 위협 대상이 눈앞에 없고 과거에 느낀 경험도 없다. 경험하지 않았으나 상상만으로 '안 되면 어떡하지.'라는 걱정이 자신을 힘들게 하는 것이다. 다시 말하자면 그냥 불안한 것이다. 우리 몸이 받는 스트레스가 두려움보다 불안해서 생기는 게 더 크다는 연구 결과가 있다. 부딪치고 도전해서 두려움을 이겨내는 힘든 상태는 긍정적인 스트레스이다. 긍정적 스트레스는 뇌의 해마 주변에 새로운 신경세포가 많이 생성되어서 기억 능력과 학습 능력이 좋아진다. 반면, 불안해서 생긴 스트레스는 신경세포 생성이 줄었고, 건강이 더 악화하였다. 건강이 악화하면 몸에 염증이 생긴다. 염증이 오래 지속되면 궤양이 되고, 궤양이 치유되지 않고 체력이 스트레스를 이겨내지 못하면 몸에 자리 잡은 궤양이 암이 된다.

운동을 하면 먼저 불안이 현저하게 줄어든다. 양의 에너지가 불안감이 생기지 않게 한다. 그리고 운동으로 강해진 체력이 불안을 맞서 싸운다. 한 편, 운동하면서 분비되는 도파민, 엔돌핀, 세로토닌, 옥시토신 호르몬이 두 려움을 누그러뜨린다. 동호인들과 함께 웃으면서 엔돌핀을, 리드미컬한 운 동을 하면서 세로토닌을, 대회에 함께 참가하면서 친근한 관계 속에서 옥 시토신을, 대회를 완주하면 도파민이 분비가 된다.

운동을 하면서 생기는 양의 에너지가 '불안'을 없애고, 네 가지 행복 호르 몬은 '두려움'을 누그러뜨린다.

# 까치발 스트레칭과 까치와의 만남

　아침 6시에 달리기를 했다. 2시간 41분 동안 30km를 달렸다. 달리기 전에 까치발 스트레칭을 했다. 두 발로 먼저 했다. 어깨너비보다 좁게 했다가 어깨너비로 하니, 숨겨져 있는 비복근이 하트를 그리며 하트 네 개가 모습을 드러냈다.

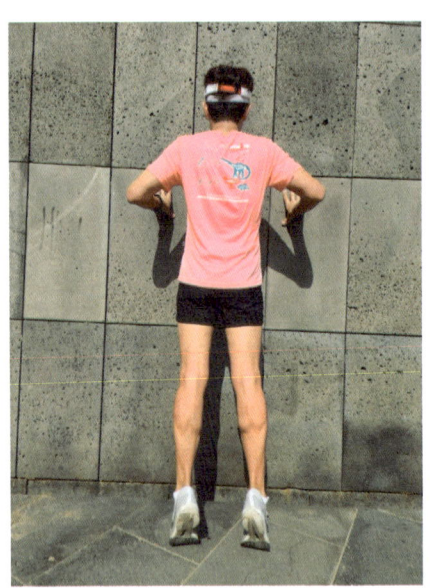

까치발 양발 스트레칭

한 발로도 양쪽을 각각 했다.

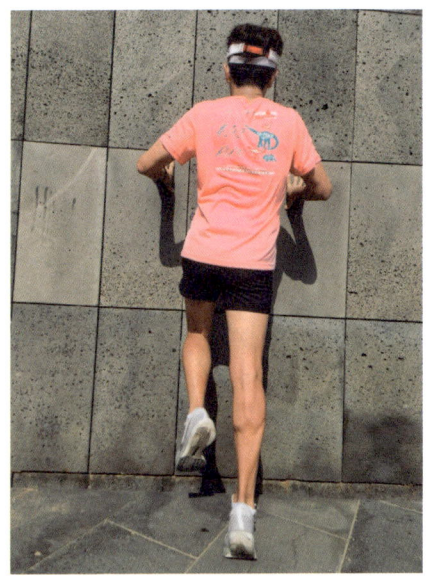

까치발 한 발 스트레칭

30km를 달리고 나서 다시 까치발 스트레칭을 했는데 두 발은 그나마 수월한 반면, 한 발로는 달리기 전 까치발 높이로 올릴 수가 없다. 종아리가 바로 쥐가 올 것 같았다, 아마도 30km 중 마지막 4km를 빌드업을 했기 때문이리라.

달리기 30km 후의 '까치발 스트레칭'은 더 이상 스트레칭이 아닌 힘이 들어가는 '까치발 운동'이 되어버렸다. 까치발 스트레칭의 가장 좋은 효과는 혈액 순환 이외에도 아킬레스건염과 족저근막염 예방에 탁월하다. 제2의 심장이라 불리는 종아리가 튼튼해야 혈액 순환이 잘되고 혈액을 통해 몸 구석구석 영양분과 산소를 공급해 줄 수 있기 때문이다. 아킬레스건염과 족저근막염 예방법으로 까치발 스트레칭 효과를 배가하려면 종아리 폼 롤러 마사지를 함께 해야 한다.

　30km 달리기는 구암나들목에서 출발해서 아라뱃길 방향으로 달리는 거였다. 가는 길목에 까치가 여느 때와 달리 많이 보였다. 심지어 나를 반겨주었다. 까치 한 마리가 날아오더니 한강길 난간에 멈추고 뭐라고 하면서 짹짹거리더니 다시 앞으로 날아가서 저만치 멀리 있는 난간에 서서 나를 기다리는 게 아닌가.

　우연일까? 나는 그 까치에게 소원을 두 번씩이나 말할 기회를 가졌다. 그 소원이 이뤄지면 더할 나위 없이 좋겠지만 말이다.

# 팔굽혀펴기도 잘못하면 독이 된다

2025년 미국 여성들 사이에 '팔굽혀펴기 11회 도전'이 열풍이다. 미국 건강 · 의료 매체 '헬스(Health)'가 이 도전을 소개했다.

팔굽혀펴기는 상체 근육을 형성하고, 뼈 건강을 증진하는 등 여러 가지 건강 효능이 있는 저항성 운동이다. 20대 여성에게 13회의 팔굽혀펴기가 적당한 목표이고, 나이가 들면 회수가 내려간다. 30대 여성은 11회, 40대는 8회를 할 수 있어야 하며, 50대는 4~7회가 평균이다. 이상적인 목표로 20대 여성은 20개 이상을, 50대 이상은 12개 이상을 하면 된다. 그리고 팔굽혀펴기 40개 이상 할 수 있는 남성은 10회를 하지 못한 남성에 비해 심혈관 질환 발병 위험이 낮다고 했다.

2019년 12월 1일 중국에서 시작한 코로나가 2020년 1월 20일 한국에서 첫 확진자가 발생했다. 그 이후 한국 전역을 덮쳤다. 모든 마라톤 및 철인 대회가 취소되고 홀로 운동하지 않을 수 없게 되었다. 코로나 전에는 수영으로 상체 운동을 했는데, 코로나 기간에는 대체 운동을 찾아야 했다. 대표적인 상체 근육을 키울 수 있는 게 '팔굽혀펴기'이다. 팔굽혀펴기는 상체 근육 손실을 막아주고 근육을 더 키워준다. 그 외에도, 뼈 건강을 개선하고, 심혈관 질환 발병을 낮춰준다. 상체를 단련하는 목적 외에도 몸이 무기력

한 것을 느낄 때 팔굽혀펴기하면 기분이 좋아진다. 본인의 체력에 맞게 해보라! 기분이 좋아지고, 몸의 세포들이 깨어나 즐거운 상태를 만들려고 움직이는 걸 느낀다.

2020년 12월 18일, 팔굽혀펴기를 10개부터 시작하기로 결심했다.

팔굽혀펴기를 잘하는 사람이 부러웠지만, 정적인 운동을 좋아하지 않아서 미뤄 왔던 것도 사실이다. 코로나로 수영을 할 수 없어서 상체 근육 손실을 두려워도 했다. 하지만 기왕 시작하기로 한 것, 재미있게 하고 싶었다. 팔굽혀펴기 늘려 가는 개수로 변하는 몸을 보는 것에 동기부여를 했다. 대전에 사는 친구가 하루에 팔굽혀펴기 50~60개 하다가 자세 불량으로 어깨가 틀어져서 잠시 쉬고 있다고 연락이 왔다. '한 번에 팔굽혀펴기 100개 하기'를 '한 번에 팔굽혀펴기 80개 하기'로 목표를 바꾸었다. 10개부터 시작했다. 10개를 하고서 상체에 힘을 줘서 사진을 찍었다.

2021년 1월 1일, 10개를 한 지 2주가 흘러, 팔굽혀펴기 25개를 했다.

2021년 7월 28일, 다시 7개월이 흘렀다. 팔굽혀펴기 50개를 하게 되었다.

2021년 10월 31일, 3개월이 흘러 60개를 했다.

2022년 1월 9일, 다시 2개월이 흘러 70개를 했다.

2022년 2월 6일, 1개월이 흘러 마지막 80개를 했다.

14개월이라는 시간이 흘렀다. 팔굽혀펴기 10개 후와 80개 후의 사진을 비교해 봐도, 어깨가 더 벌어지거나 더 큰 근육이 생기지 않았다. 하지만 분명히 좋아졌다고 느낀 것은 '코어근육'이다. 마라톤을 하면 대략 30km와 38km 구간이 되면 집중력과 속도가 떨어지는 걸 느낀다. 이때 속도를 거의 늦추지 않고 달리기 위해 코어근력이 필요하게 된다. 팔굽혀펴기의 코어근육에서 생기는 근지구력은 마라톤에 도움을 줬다. 빠른 속도로 한 번에 60개까지는 금방 할 수 있는데, 그 이상 넘어가면 팔굽혀펴기도 지구력이 요구된다.

지구력을 요하는 마라톤 30km 이후와 닮았다. 14개월이 걸려서 천천히 5~10개씩 올려 80개 목표까지 왔다. 팔굽혀펴기도 끈기라는 습관이 없으면 결코 단방에 할 수 있는 것이 아니었다. 다만 등 근육이 더 많이 생겨서 더 보기 좋게 변했으면 했는데 그렇지 못해 아쉬웠다.

### 팔굽혀펴기 자세

### 1. 머리끝에서 발끝까지 직선을 이루도록 한다

목을 아래로 빼거나, 배를 아래로 내밀거나, 엉덩이를 위로 올리지 말아야 한다. 플랭크 자세로 1분을 유지할 수 없으면 아직 팔굽혀펴기는 무리이니, 플랭크를 조금 더 연습하고 팔굽혀펴기를 할 수 있도록 한다. 그리고 불필요하게 정면을 보지 않도록 한다.

### 2. 손목에 무리가 갈 수 있으니 가능한 주먹을 쥐거나 푸시업 바를 쥐고 하는 게 좋다

손바닥으로 지면을 지탱하면 손목 관절에 무리가 되어 손목 신경을 건드려 쥐가 내릴 수 있다. 푸시업 바가 없으면 주먹을 쥐고 팔굽혀펴기하는 것이 안전하다. 주먹을 쥐고 하면 손목 관절도 강화되는 효과도 있다. 주먹 쥐고 팔굽혀펴기가 좋다는 것은 손바닥으로 쉬지 않고 80개 이상 하다가 왼쪽 팔에 경련이 온 뒤, 재활치료의원에서 진료를 받으면서 알게 되었다.

3. 주먹과 몸은 11자로 나란히 하고, 팔 벌리는 폭은 어깨너비보다 조금 더 넓게 한다

4. 팔이 내려갈 때 팔이 몸통에서 45도로 굽어진다

팔이 45도로 굽어지려면 손의 위치가 가슴의 위치와 수평에 있어야 한다. 주먹이 가슴보다 위쪽이면 45도 보다 더 커지게 되어 어깨 관절에 무리가 가서 다칠 수 있으니 주먹은 가슴 쪽에 두는 것이 좋다.

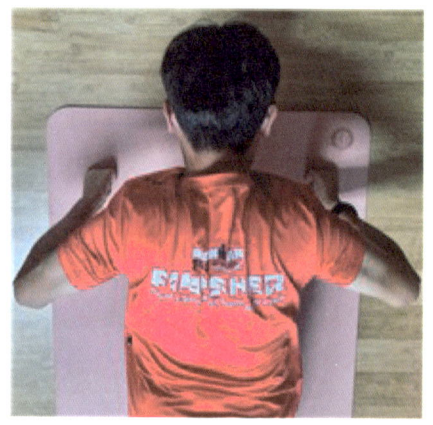

팔과 몸통 각도 : 45도

5. 몸을 내릴 때 숨을 들이쉬고, 들어 올릴 때 내쉰다

힘을 쓸 때 숨을 내쉬는 원리이다.

2021년 1월 1일 팔굽혀펴기 25개를 하고 나서 다음 날 아침, 고개를 왼쪽으로 돌리면 왼쪽 승모근(등세모근)<sup>빨간 선</sup>의 윗부분<sup>노란색</sup>이 아팠다.

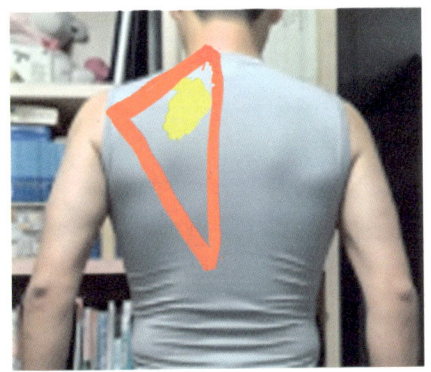

이런저런 스트레칭을 해 보고, 파스도 붙여 봐도 3주가 지나도 풀리지 않았다. 그러다가 폼롤러로 등 마사지를 며칠간 해 보니 점점 통증이 사라졌다. 폼롤러로 등 마사지할 때 한 방향으로 하는 것보다 종과 횡 모두 하는 게 효과가 있었다. 하루에 5분 동안 며칠만 했더니 감쪽같이 회복되었다.

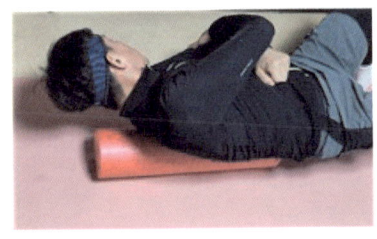
폼롤러 등 마사지 종방향

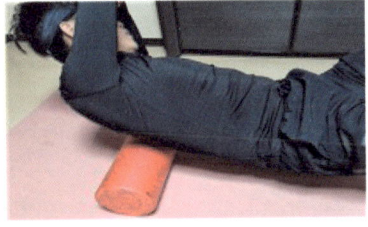
폼롤러 등 마사지 횡방향

2021년 3월 31일, 팔굽혀펴기 40개를 하는데 오른쪽 팔꿈치 관절의 바깥쪽 바로 윗부분에서 팔을 굽힐 때마다 '딱' 소리가 났다. 소리가 나는 부위를 엄지손가락으로 눌러서 정성스럽게 마사지를 했다. 그리고 오른팔을 앞으로 펴서 엄지손가락을 제외한 네 손가락을 몸쪽으로 당기는 스트레칭도 했다.

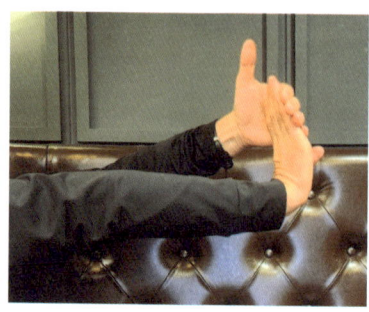 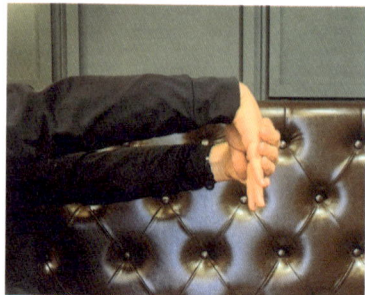

손목 위로 스트레칭                    손목 아래로 스트레칭

팔굽혀펴기를 해도 팔꿈치에서 소리가 나지 않았다. 이상 증상이 있는 신체 부위는 관심을 가지고 잘 보살피면 더 강화된 근육으로 보상을 해 준다는 것도 알게 되었다.

2022년 2월 6일, 애초 목표인 80개를 달성했다. 80개에서 멈추지 않고, 조금씩 올렸다. 2022년 9월 100개까지 도달했다. 9월 25일부터 몇 개월간 왼쪽 위 등(승모근)이 결려서 애를 먹었다. 왼쪽 승모근은 1년 8개월 전 25개를 할 때 아픈 적이 있었던 곳이기도 하다.

2023년 1월 말 설날, 고향에서 친구들을 만났는데 그중 한 명이 나와 똑같은 부위를 아파했다. 그 친구도 팔굽혀펴기를 많이 해서 그렇다고 했다. 팔굽혀펴기는 한꺼번에 많이 하면 좋지 않아서 20~30개를 한 세트로 여러 번 나눠서 하니 아픈 곳이 많이 나아졌다고 했다. 한꺼번에 40개 이상 많이 하면 등이나 팔꿈치에 부하가 걸리는 걸 알게 되었다. 그 이후로 팔굽혀펴기를 20~30개로 나누어서 여러 번 했다. 어깨 부담도 없고 좋은 컨디션을 유지하고 있다.

  팔굽혀펴기는 무리하지 않고 정확한 방법으로 하면, 팔과 어깨는 물론 코어근육까지 단련하는 최고의 상체 운동이다.

# 족저근막염과 아킬레스건염을 막아라

사람들은 운동 전엔 으레 스트레칭을 한다. 하지만 운동이 끝나면 스트레칭은 안 해도 되는 걸로 안다. 운동 전에 하는 스트레칭은 웜업 효과가 있어서 운동하는 동안에 부상을 방지한다. 운동 후에 하는 스트레칭은 운동 중 쌓인 피로 물질의 일부를 제거하고 근육 이완 상태를 만들어준다. 다음 운동할 준비를 미리 해 두는 것이다. 운동 후뿐만 아니라 평상시에도 하면 족저근막염을 막을 방법이 있다.

족저근막염을 막는 방법은 세 개의 근육(종아리근육, 족저근, 전경골근)을 마사지와 스트레칭을 해 주면 된다. 종아리근육, 족저근, 전경골근은 발바닥을 기준으로 이어져 있다. 이 세 근육을 마사지로 풀어주고, 스트레칭으로 근육을 강화하면 걷기나 달리기에 발생할 수 있는 족저근막염을 멀리 할 수 있다.

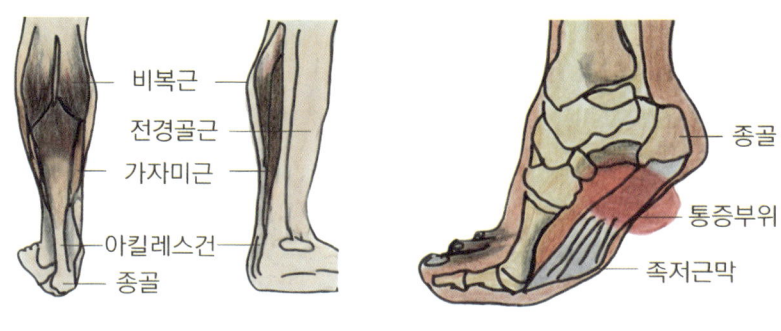

비복근
전경골근
가자미근
아킬레스건
종골

종골
통증부위
족저근막

종아리근육    족저근막염

### 1. 종아리근육 스트레칭과 마사지

달리기할 때 종아리근육<sub>비복근+가자미근</sub> 스트레칭이 부족하면 종아리근육이
점점 수축하게 되고, 종아리근육에 연결된 아킬레스건을 위로 당긴다. 수
축해 있는 아킬레스건에 지속적으로 달리면 지면에 착지할 때 충격을 줌으
로써 아킬레스건의 부분 파열로 염증이 생긴다. 이 염증이 '아킬레스건염'
이다. 다른 복합적인 이유로 아킬레스건염이 생길 수도 있겠지만, 달리기
는 종아리근육의 스트레칭과 마사지를 통해서 아킬레스건염과 족저근막염
을 막을 수 있다.

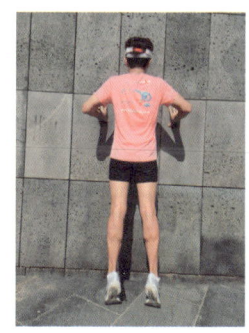
까치발 스트레칭

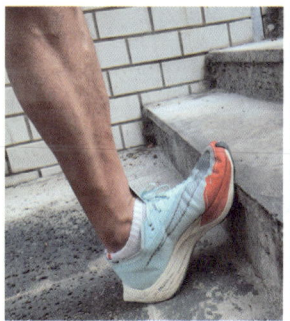
계단 발목 세우기 스트레칭

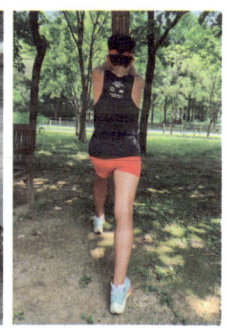
벽 짚고 종아리 스트레칭

대표적인 종아리 스트레칭은 종아리를 올리는 까치발 스트레칭이다. 기둥이나 벽에 양손을 대고 발뒤꿈치를 들었다 놓았다를 반복하며 종아리근육을 스트레칭하면서 근육을 자극한다. 한 발로 까치발 들기는 한층 더 종아리근육을 자극할 수 있다. '한 발 까치발 들기'는 종아리근육을 만들어줄 뿐만 아니라 몸 균형 감각을 키우는 데 도움이 된다.

또 '계단에 발목 세우기' 스트레칭이 있다. 까치발 스트레칭보다 더 편하게 할 수 있고, 종아리가 쫙 풀리는 느낌이 든다.

그리고 '벽 짚고 종아리 스트레칭'이 있다. '벽 짚고 종아리 스트레칭'은 종아리근육 스트레칭이지만 대회 도중 종아리근육에 경련이 발생할 때 가장 효과적으로 경련을 완화해 주는 방법이다. 벽이 없을 때는 나무를 짚고 해도 된다. 스트레칭하는 쪽의 종아리는 일직선으로 뻗어서 종아리가 쫙 펴지는 느낌이 와야 효과적으로 스트레칭하고 있다고 할 수 있다.

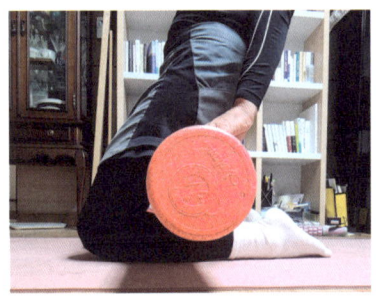 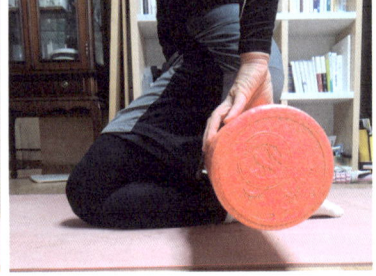

비복근 폼롤러 스트레칭  가자미근 폼롤러 스트레칭

대표적인 폼롤러 종아리 마사지는 위 동작과 같다. 종아리를 폼롤러로 마사지를 많이 해야 종아리근육이 이완되고, 이완된 근육이 아킬레스건의 긴장을 풀어줘서 아킬레스건염도 막아준다. 종아리 폼롤러 마사지는 나아가 족저근막의 팽창도가 낮아져 족저근막의 섬유막이 상처받지 않아 '족저근막염'도 막을 수 있다.

사이클과 같은 종아리근육 강화 운동을 하고 나면 스트레칭과 마사지로 종아리근육을 풀어주고 아킬레스건염과 족저근막염을 방지해야 한다. 강화하고 풀어주는 것을 잘하면 종아리근육이 크고 강해진다. 튼튼한 종아리근육은 빨리 달리고, 높이 점프할 수 있게 한다. 운동을 잘하려면 반드시 종아리근육이 받쳐줘야 한다.

### 2. 족저근 스트레칭

종골<sup>발뒤꿈치뼈</sup>에서 발가락 뿌리를 이어주는 두꺼운 섬유막인 족저근막이 이완돼야 족저근막염을 막을 수 있다.

족저근막을 이완하기 위해서는 족저근육을 스트레칭해야 한다. 족저근막에 둘러싸인 족저근육을 5분 이상 스트레칭하면 족저근 운동이 된다.

발가락 스트레칭은 족저근육을 스트레칭하는 것이며, 동작은 다음과 같다.

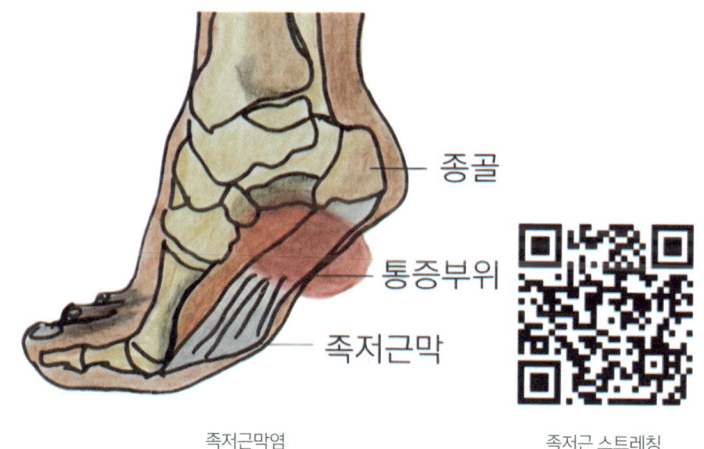

종골
통증부위
족저근막

족저근막염                           족저근 스트레칭

날다람쥐를 연상하며 발가락을 쫙 펴고 오므리고, 위와 아래로 오므리는 동작을 반복한다. 스트레칭 순서는, '발가락 날다람쥐 펴기 → 발가락 아래로 오므리기 → 발가락 위로 치켜들기 → 엄지발가락 아래로, 나머지 발가락은 위로 들기 → 엄지발가락은 위로, 나머지 발가락은 아래로 내리기 → 휴식.'

6단계를 각 10초씩 10초×6단계 하면 60초 소요된다. 5회 연속 5분 동안 하면 좋다. 시간이 날 때 5회 이상 해 주면 족저근이 강화돼 움직일 때 족저근막의 부하를 최소화해서 족저근막염을 방지하는 효과가 있다.

### 3. 전경골근 마사지

족저근막염을 예방하기 위해 종아리근육 스트레칭과 마사지하는 것이 발 뒤쪽이라면, 발 앞쪽 마사지는 전경골근종아리 앞 근육 마사지가 있다. 운동 전에도 하면 좋지만, 운동 후에는 반드시 폼롤러로 종아리 및 전경골근 마사지를 충분히 해줘야 한다. 그리고 아무리 종아리, 족저근, 전경골근을 스트레칭과 마사지를 잘해도 매일 강도 높게 달리기를 하는 등 끊임없이 부하를 주면 반드시 부상이 오게 된다. 종아리, 족저근과 아킬레스건의 휴식이 부족하면 다시 재발할 수 있다. 그래서 달리는 운동은 주 4회 이내로 해서 종아리근육, 족저근과 아킬레스건이 쉬도록 하는 것이 필수이다.

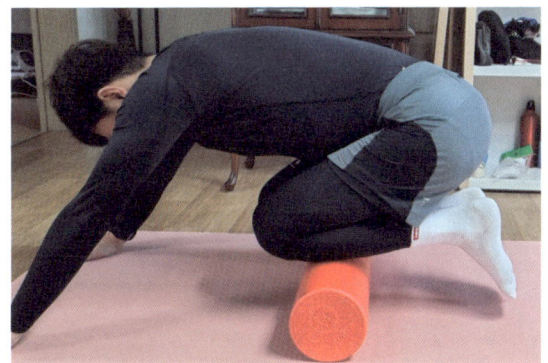

전경골근 마사지

  대회를 마친 후나 훈련 강도가 높은 날은 냉찜질 또는 냉탕 반신욕을 하
는 것도 좋다. 혈액 순환이 잘될 뿐만 아니라 피로가 쌓인 특정 부위의 염
증 발생을 막아준다.

# 탄수화물이 좋은 걸까? 나쁜 걸까?

　우리는 음식물을 섭취하면서 에너지원을 얻는다. 대표적인 에너지원이 탄수화물이다. 몸속에 들어온 탄수화물은 위와 소장을 거쳐 포도당으로 분해되어 혈액 속으로 흡수된다.

　이때 췌장(이자)에서는 인슐린을 분비해 포도당이 세포로 들어가서 에너지로 사용될 수 있도록 돕는다. 에너지로 사용하고 남은 포도당은 5g가량의 혈중 포도당을 제외하고, 대부분 포도당은 글리코겐이라는 물질로 근육과 간에 저장된다. 탄수화물을 충분히 섭취하면, 글리코겐이 근육에 300~400g$^{1200\sim1600kcal}$과 간에 75~100g$^{300\sim400kcal}$이 저장된다. 근육과 간에 저장된 에너지는 1,500~2,000kcal로 대략 1,800kcal 에너지가 저장되어 있는데, 30km 달리기를 하면 1,800kcal가 모두 소진된다. 근육과 간에 저장하고 남은 포도당은 저장 포화 상태로 할 수 없이 지방으로 변환되어 쌓이게 된다. 운동을 하는 사람은 탄수화물이 에너지원으로 사용되기 때문에 탄수화물 섭취에 대한 부담을 가질 필요가 없다. 남은 포도당이 지방으로 쌓이기 전에 운동을 하면서 포도당을 모두 소진한다. 따라서 다이어트를 유지하는 방법은 탄수화물을 최대한 억제하는 '저탄고지'와 같은 식이요법이 필요가 없다. 맛있는 탄수화물과 단백질을 마음껏 먹고, 적절하게 운동하면 근육도 만들어 기초대사량이 늘어난다. 늘어난 기초대사량으로 근육이 스스로 에너지를 소모하기 때문에 운동을 최소한으로 하면 살이 찌지 않게 된다. 신진대사의 근원인 근육을 생성해야 하는 이유가 바로 여기에 있다. 탄수화물을 많이 섭취하고도 적절한 운동으로, '요요가 찾아오지 않는' 건강하고 날씬한 몸을 유지할 수 있다.

# 장경인대 통증 치료 및 예방법

    달리기와 같이 무릎 주위의 근육을 많이 쓰는 운동을 자주 하면서 스트 레칭을 하지 않으면 장경인대에 염증이 생긴다.

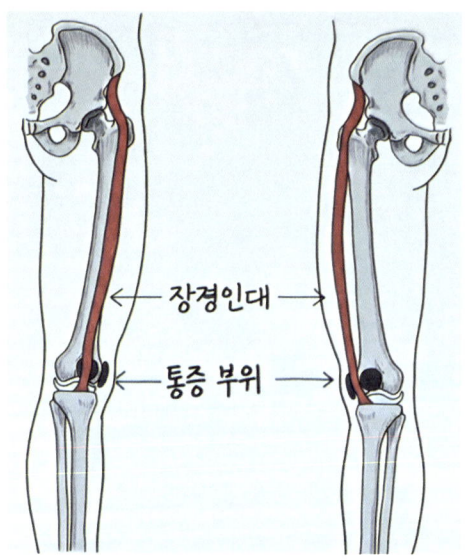

장경인대는 장골<sup>골반뼈</sup>과 경골<sup>정강이뼈</sup>을 연결해 주는 인대<sup>뼈와 뼈를 연결</sup>이다.

몇 년 전 플라이보드를 탈 때의 일이다. 지상 훈련을 많이 했더니 장경인대 염증이 생겨서 보드 타는 걸 멈춰야 했다. 며칠 지나니 괜찮아졌고 장경인대 스트레칭을 하면서 한 주가 지나서 다시 플라이보드를 탈 수 있었다. 장경인대 스트레칭과 냉탕 반신욕을 꾸준히 한 이후로는 무릎 바깥쪽에 있는 장경인대가 아프지 않았다. 그다음 해 철인3종 등을 하면서도 부상이 오지 않았다. 다음은 내가 경험해서 찾은 장경인대 치료 및 예방법이다.

첫째, 운동 전과 후에 발을 교차하여 뒷발 아래로 스트레칭을 각각 10번씩 한다. 한꺼번에 연속적으로 많이 하는 것보다 틈틈이 자주 하는 것이 좋다. 이 스트레칭은 장경인대와 햄스트링 이완 효과가 있다.

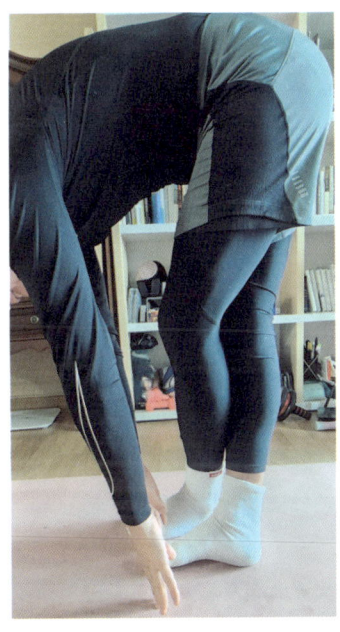

발 교차 뒷발 아래로 스트레칭

둘째, 운동 후 폼롤러로 대퇴사두근, 장경인대, 햄스트링 스트레칭을 한다.

폼롤러 스트레칭 자세는 앞의 「달리기 후 반드시 해야 하는 7가지 스트레칭」에서 확인할 수 있다. 운동 후에 대퇴사두근, 장경인대, 햄스트링 스트레칭을 충분히 하지 않아서 이 근육들이 수축하여 장경인대에 무리가 가는 경우가 대부분이다. 장경인대가 수축하면서 장경인대 증후군이 생긴다. 장경인대 증후군을 겪고 있다면 장경인대뿐만 아니라 햄스트링과 대퇴사두근도 스트레칭과 마사지를 해야 튼튼하고 유연한 장경인대가 된다. 치료를 위해 최소 일주일 동안 무릎에 무리가 가는 계단 내려가기나 달리기 등은 멈추고 가벼운 스트레칭을 한다.

셋째, 스트레칭을 하고 나면 통증 부위를 냉찜질 또는 냉탕 반신욕을 한다. 장경인대 증후군은 염증으로 아픈 부위가 열 발산을 하므로 온찜질은 효과가 적고 냉찜질이 더욱 효과적이다.

넷째, 달리면서 장경인대가 아프다면 착지법도 힐풋에서 힐·미드풋이나 미드풋으로 변경하면 장경인대에 무리가 적게 간다. 힐·미드풋이나 미드풋으로 변경하는 방법은 아주 간단하다. 보폭을 조금만 좁혀 뛰면 된다!

대부분 이 방법으로 처방이 가능하다. 하지만 혹시라도 통증이 지속되어 2주가 지나도 낫지 않는다면 정형외과에 방문해서 처방을 받아 보는 것이 좋겠다.

# Running Economy만 알면 된다, 젖산 역치와 VO₂Max는 참고만 하자

함께 운동하는 사람들이 Running Economy, 젖산 역치, VO₂Max와 같이 운동 3대 지표를 이야기하는 것을 들을 때가 있다. 이런 어려운 단어를 몰라도 운동하는 데 전혀 애로 사항이 되지 않는다. 더욱이 건강을 위해 운동을 하는 사람은 알 필요가 없다. 인터벌 훈련과 같은 따라 하기 버거운 드릴도 하지 않아도 되니 얼마나 좋은가. 그래도 알아 두면 손해 볼 건 없으니 하나씩 짚어보자.

먼저 RE(Running Economy).

'달리기 경제'인 달리기 지구력을 RE라고 부른다. RE는 자동차 연비에 비유한다. 마라톤 선수가 VO₂Max<sup>최대 산소섭취량;순간적으로 파워 있게 달릴 수 있는 척도</sup>가 좋아야 잘 뛰는 것이 아니다. RE가 좋아야 잘 뛸 수 있다. 즉 달리기 지구력이 좋아야 한다. 경제적인 속도에서 경제적인 에너지로 얼마만큼 달릴 수 있는가를 보는 것이다. 달릴 때 가장 경제적인 케이던스<sup>1분 동안 스텝수</sup>175~190으로, 호흡이 가장 안정된 상태로 달리는 것이 가장 경제적이다. 갓 입문한 러너는 6분대, 심지어 7분대가 가장 호흡이 편할 수 있다. 7분대가 가장 편한 러너에게는 가장 경제적인 7분대로 달리면 오래 달릴 수가 있게 된다. 달리기는 달린 횟수만큼 RE가 좋아진다. 개인적으로는 속도를 점점 올리면서 달리는 빌드업$^{build-up}$ 훈련을 좋아한다. 빌드업 훈련은 VO₂Max를 향상시킬 뿐만 아니라 지구력도 좋게 만들어준다. 건강을 위한 달리기는 빌드업 훈련이 필요 없으며, 올바른 자세로 가장 편한 속도로 달리면 된다. 시간이 지나면 자연적으로 RE가 7분에서 6분대로, 6분대가 5분대로 바뀌어 있는 자신을 만날 수 있기 때문이다.

다음은 젖산 역치이다.

젖산 역치는 몸이 더 힘을 짜내기가 버거운 상태를 말한다. 동신대학교 스포츠의학과 김수근 교수는 "운동 후의 젖산은 70%는 물로 산화되고, 20%는 글리코겐으로 근육과 간에 저장, 10%는 아미노산으로 합성된다. 하지만 운동 중에 생긴 젖산은 피로 물질로 남아서 몸을 산성화시키고, 운동수행 능력을 떨어뜨린다."라고 한다. 운동 중의 젖산은 해로운 물질이다. 해로운 젖산을 제거하는 방법은 운동이 끝나면 이어서 쿨다운 운동을 하고 스트레칭을 해 줘야 한다. 10km 달리기 기록이 42분인 러너는 42분이 10km 젖산 역치가 된다. 42분 동안 힘을 짜내어 달릴 때 젖산이 쌓이게 된다. 훈련해서 젖산 역치를 39분으로 올리면 42분 동안 10km를 이전처럼 힘이 많이 들지 않고도 뛸 수 있다. 젖산 역치를 올리는 대표적인 훈련이 인터벌 훈련이다. 러닝을 조금 해봤다는 러너가 하기에도 힘이 들고 부상의 위험도 있다. 굳이 인터벌 훈련을 하지 않고도 꾸준히 뛰다 보면 젖산 역치가 올라가므로 조급해할 필요가 없다. 인터벌 훈련을 상당 부분 대체할 수 있는 훈련이 빌드업 훈련이다. 10km를 뛴다고 했을 때, 매 1km 또는 2km마다 속도를 점진적으로 올리면 된다. 빌드업 두 번째 방법은 5km까지는 가볍게 달리다가 이후에는 1km마다 속도를 조금씩 올리면 된다. 16km를 뛰면서 두 번 빌드업 하는 방법도 있으니 이 방법은 참고만 하시기를 바란다.

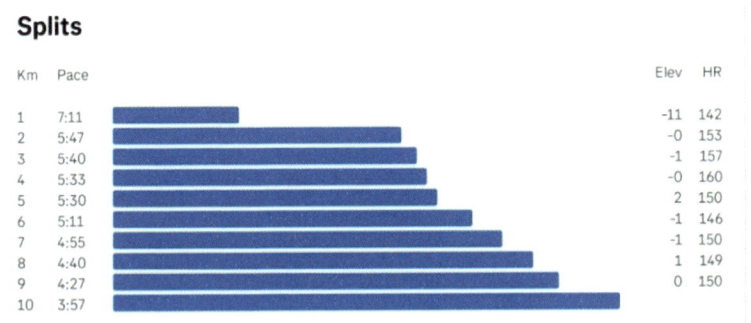

## Splits

| Km | Pace | | Elev | HR |
|---|---|---|---|---|
| 1 | 7:11 | | -11 | 142 |
| 2 | 5:47 | | -0 | 153 |
| 3 | 5:40 | | -1 | 157 |
| 4 | 5:33 | | -0 | 160 |
| 5 | 5:30 | | 2 | 150 |
| 6 | 5:11 | | -1 | 146 |
| 7 | 4:55 | | -1 | 150 |
| 8 | 4:40 | | 1 | 149 |
| 9 | 4:27 | | 0 | 150 |
| 10 | 3:57 | | | |

1km마다 속도를 올림

## Splits

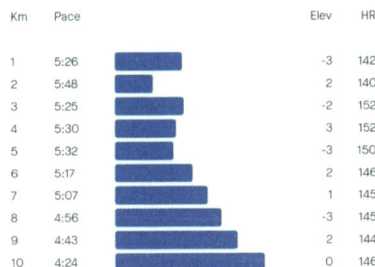

| Km | Pace | | Elev | HR |
|---|---|---|---|---|
| 1 | 5:26 | | -3 | 142 |
| 2 | 5:48 | | 2 | 140 |
| 3 | 5:25 | | -2 | 152 |
| 4 | 5:30 | | 3 | 152 |
| 5 | 5:32 | | -3 | 150 |
| 6 | 5:17 | | 2 | 146 |
| 7 | 5:07 | | 1 | 145 |
| 8 | 4:56 | | -3 | 145 |
| 9 | 4:43 | | 2 | 144 |
| 10 | 4:24 | | 0 | 146 |

6km부터 1km마다 속도를 올림

## Splits

| Km | Pace | | Elev | HR |
|---|---|---|---|---|
| 1 | 5:47 | | -1 | 141 |
| 2 | 6:17 | | -4 | 150 |
| 3 | 6:02 | | -4 | 157 |
| 4 | 5:44 | | -4 | 156 |
| 5 | 5:24 | | -2 | 157 |
| 6 | 5:05 | | 3 | 165 |
| 7 | 5:05 | | -4 | 156 |
| 8 | 5:03 | | 5 | 152 |
| 9 | 5:34 | | 4 | 141 |
| 10 | 5:46 | | -7 | 148 |
| 11 | 5:42 | | -4 | 149 |
| 12 | 5:29 | | 1 | 148 |
| 13 | 5:29 | | -8 | 146 |
| 14 | 5:02 | | 7 | 148 |
| 15 | 4:48 | | 4 | 140 |
| 16 | 4:21 | | 0 | 146 |

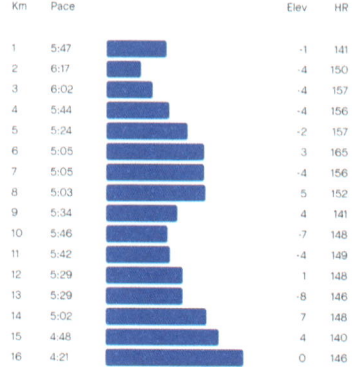

두 번의 8km를 1km마다 속도를 올림

마지막으로 VO$_2$Max이다.

VO$_2$Max는 자동차 배기량에 비유할 수 있고, 순간적으로 파워 있게 달릴 수 있는 측도가 된다. 최대 산소섭취량은 VO$_2$Max로 표기하며, 체중 1kg당 1분에 섭취하는 산소량으로 ml/kg/min으로 표기한다. VO$_2$Max는 심폐지구력의 측도로 사용된다. 심폐지구력이 좋아지면 혈액의 산소 운반 능력이 좋아지게 된다. 심장의 순환계 기능과 폐의 호흡계 기능을 오래 유지하는 힘인 심폐지구력은 순간 파워를 내는 힘이다.

| 성별 | 연령대 | 심폐지구력 |
|---|---|---|
| | | 최대산소섭취량 |
| 남 | 19~29 | 44.1 이상 |
| | 30~39 | 43.2 이상 |
| | 40~49 | 41.9 이상 |
| | 50~59 | 39.4 이상 |
| | 60~64 | 36.4 이상 |
| 여 | 19~29 | 36.6 이상 |
| | 30~39 | 35.0 이상 |
| | 40~49 | 33.3 이상 |
| | 50~59 | 31.3 이상 |
| | 60~64 | 29.4 이상 |

*성인기 건강 체력 기준

한국 스포츠 과학연구소. 건강 체력 기준의 VO$_2$Max

RE가 향상되면 젖산 역치가 좋아지고, 이어서 VO$_2$Max가 좋아진다. 이 사이클이 돌면서 지속적으로 달리기 실력이 좋아지고 기록도 향상된다. 건강을 위한 달리기라도 바른 자세로 달리다 보면 RE가 좋아지고, 젖산 역치와 VO$_2$Max도 좋아진다. 본인에게 맞는 편안한 호흡으로 즐기면서 달리면 된다.

운동 3대 지표를 요약하면,

**RE(Running Economy)**는 달리기 지구력. 자동차 연비에 해당. 달린 횟수만큼 향상된다.

**젖산 역치**는 10km 달리기 최고 기록이 본인의 젖산 역치가 된다. 인터벌 훈련으로 향상될 수 있지만 빌드업 훈련으로 대체할 수 있다.

**VO$_2$Max**는 심폐지구력. 자동차 배기량에 해당. 순간적으로 파워 있게 달릴 수 있는 측도. 빌드업 훈련으로 개선 가능하다.

# 유산소 운동으로
## 스포츠 입맛을 가져야 하는 이유

일반적으로 최대 심박수는 220에서 본인 나이를 뺀 숫자가 된다.

세 단계로 운동 강도를 분류하면, 고강도 운동은 최대 심박수의 75~90%, 중강도 운동은 최대 심박수의 60~75%, 저강도 운동은 최대 심박수의 50~60%를 말한다.

최대 심박수와 운동 강도는 건강 상태나 체력의 수준에 따라 다를 수 있다. 최대 심박수의 50% 이상을 좀 더 세분화해서 보는 게 분석하기에 더 쉬워 보인다.

좀 더 세분화해서 다섯 단계 Zone으로 분류하면, 고강도는 최대 심박수의 80~100%이고, Z5$^{90~100\%}$와 Z4$^{80~90\%}$로 나눈다. Z5는 한계 강도이고 본인의 한계를 경험하는 구간이다. 중강도는 최대 심박수의 70~80%이고, Z3이다.

| 운동 강도 | Zone | 범위 | 최대심박대비(%) | 나이(세) | | | | | | | | | |
|---|---|---|---|---|---|---|---|---|---|---|---|---|---|
| | | | | 20 | 25 | 30 | 35 | 40 | 45 | 50 | 55 | 60 | 65 |
| 고강도 (Z5는 한계강도) | Z5 | 까지 | 100 | 200 | 195 | 190 | 185 | 180 | 175 | 170 | 165 | 160 | 155 |
| | | 부터 | 91 | 182 | 177 | 173 | 168 | 164 | 159 | 155 | 150 | 146 | 141 |
| | Z4 | 까지 | 90 | 180 | 176 | 171 | 167 | 162 | 158 | 153 | 149 | 144 | 140 |
| | | 부터 | 81 | 162 | 158 | 154 | 150 | 146 | 142 | 138 | 134 | 130 | 126 |
| 중강도 | Z3 | 까지 | 80 | 160 | 156 | 152 | 148 | 144 | 140 | 136 | 132 | 128 | 124 |
| | | 부터 | 71 | 142 | 138 | 135 | 131 | 128 | 124 | 121 | 117 | 114 | 110 |
| 저강도 | Z2 | 까지 | 70 | 140 | 137 | 133 | 130 | 126 | 123 | 119 | 116 | 112 | 109 |
| | | 부터 | 61 | 122 | 119 | 116 | 113 | 110 | 107 | 104 | 101 | 98 | 95 |
| | Z1 | 까지 | 60 | 120 | 117 | 114 | 111 | 108 | 105 | 102 | 99 | 96 | 93 |
| | | 부터 | 51 | 102 | 99 | 97 | 94 | 92 | 89 | 87 | 84 | 82 | 79 |

\* 최대 심박수 = 220 - 본인 나이

저강도는 최대 심박수의 50~70%이고, Z1 50~60%와 Z2 60~70%로 나눈다. 연령대별로 운동 강도별로 표를 만들었다. 참고로 위 초록색 표시는 나의 심박수 기준이다.

| 종목 | 훈련명 | 기록 | 심박수 | | Zone |
|---|---|---|---|---|---|
| 달리기 | 24년 서울 마라톤 풀 | 3H 25M | 최고 | 170 | Z5 |
| | | | 평균 | 156 | Z4 |
| | 23년 JTBC 마라톤 풀 | 3H 26M | 최고 | 178 | Z5 |
| | | | 평균 | 158 | Z4 |
| | 22년 JTBC 마라톤 풀 | 3H 31M | 최고 | 184 | Z5 |
| | | | 평균 | 158 | Z4 |
| | 24년 서울 레이스 하프 | 1H 37M | 최고 | 163 | Z4 |
| | | | 평균 | 146 | Z3 |
| | 10km 424페이스 (21년1월) | 43M | 최고 | 184 | Z5 |
| | | | 평균 | 170 | Z5 |
| | 10km 540페이스 조깅 (21년4월) | 56M | 최고 | 153 | Z4 |
| | | | 평균 | 140 | Z3 |

| | | | | | |
|---|---|---|---|---|---|
| 걷기 | 10km 6'32"페이스<br>파워 워킹(21년) | 1H 5M | 최고 | 185 | Z5 |
| | | | 평균 | 163 | Z4 |
| | 4km 7'44"페이스<br>빠르게 걷기(20년) | 31M | 최고 | 157 | Z4 |
| | | | 평균 | 138 | Z3 |
| | 2.2km 9'14"페이스<br>걷기(23년) | 20M | 최고 | 121 | Z2 |
| | | | 평균 | 94 | Z1 |
| | 2.5km 12'17"페이스<br>느리게 걷기(21년) | 31M | 최고 | 92 | - |
| | | | 평균 | 77 | - |

빠르게 달리기와 빠르게 걷기를 실제로 측정해 보니 파워 워킹에서 최고 심박수가 185까지 올라가는 것을 알게 되었다. 당시 파워 워킹 할 때 몸이 공중 부양하는 느낌이 들 만큼 빨리 걸었고 충분히 맥박수가 높았으므로 185를 최대 맥박수로 채택했다. 실제 나이보다 적은 35세 최대 심박수로 참고코자 한다.

꾸준한 유산소 운동으로 스포츠 심장을 가지면 몸이 스스로 반응하여 그날의 환경에 맞춰서 운동하게 되어, 심박수를 신경 쓰지 않고도 운동할 수 있다.

2024년 2월 23일, 챌린지 32.2km 달리기 대회에 참가했다. 영하의 날씨에 바람도 많이 불어 에너지 소모가 많았다. 평소 많이 달리지 않지만 평균 페이스로 4분 58초 이내에 들어오고 싶었다. 25km까지는 4분대로 잘 달렸지만 26km부터 속도가 떨어졌다.

16km까지 Z4 심박수 150~167로 유지하다가, 17~30km는 Z5 심박수 168~185, 31~32km는 다시 Z4로 돌아왔다. 속도가 떨어진 26~30km 구간은 심박수가 높은 상태에서 빠르게 뛸 수 없는 몸이 힘든 상태였다. 몸이 힘들면

스스로 속도를 줄여줘서 그날의 환경에 맞춰서 뛰게 된다.

나는 일반적으로 Z5 강도로 장거리를 달리지 않는다. 2024년 2월 4일 인천 아시아드 경기장 40km 달리기를 보면 4분대 페이스를 유지하면서 한 번도 Z5<sup>심박수 168~185</sup>에서 달리지를 않았다. 몸이 힘들면 스스로 속도가 줄기 때문에 심박수를 신경 쓰지 않고 달릴 수 있었다.

하루에 1시간 이상 규칙적으로 운동하는 운동선수는 심장 근육이 단련되어 있기 때문에 좌심실 근육이 두껍고 용량이 커진 '스포츠 심장(athletic heart)'을 지니게 된다. 한 번의 심박동을 통해서 많은 양의 혈액을 내뿜을 수 있기 때문에 운동선수가 일반인보다 평상시의 맥박수가 낮다. 일반인이 평상시 50~60의 낮은 맥박을 가진 경우에도 사망률이 낮고 평균 수명이 늘어난다고 한다. 따라서 유산소 운동을 규칙적으로 해서 심장 근육을 단련시켜야 한다.

# 코어근육이 운동에 필요한 이유와
# 코어근육 단련법

코어근육이 잘 가꾸어져 있으면 운동을 쉽게 잘할 수 있다. 코어근육이 발달하면 운동의 자세가 안정되고 효율이 올라간다. 코어근육은 배, 엉덩이, 등 근육을 말한다. 발달된 코어근육은 달리기할 때 상체 흔들림이 적어서 에너지 낭비가 줄어들어 장거리를 상대적으로 편하게 달릴 수 있다. 마라톤을 하면 약 30km까지 우리 몸은 근육과 간에 저장되어 있는 글리코겐을 가져다 쓰면서 자세가 흐트러지지 않도록 한다. 코어근육이 부족하면 30km 이전이라도 자세가 무너지게 된다. 안정된 코어근육은 에너지젤을 먹으면서 마라톤 내내 리드미컬하고 탄성 있는 자세로 달릴 수 있도록 한다. 코어근육이 부족하고 달리는 도중 에너지 공급이 부족한 채로 달리게 되면, 완주 후에 하체뿐만 아니라 가슴 등의 상체도 경련이 오게 된다. 그래서 코어근육을 잘 달리기 위해서 잘 가꾸어야 한다.

이뿐이랴. 코어근육이 발달하면 수영할 때 유선형 자세를 유지하여 앞으로 더 멀리 저어서 갈 수 있다. 자전거를 탈 때도 복근, 엉덩이 근육과 등 근육이 안장에 얹혀져 있는 골반을 안정적으로 고정하고 페달링을 간결하게 한다.

코어근육을 단련하기 위해 하는 운동은 빠르게 걷기, '배쏙가위목위' 자세, AB슬라이드, 팔굽혀펴기 등이 있다. 빠르게 걷기는 발목 근육, 정강이 근육, 엉덩이 근육, 등 근육, 복근 등이 자극되고, 코어근육이 생성되며, 멋진 자세를 만들어준다. 보폭이 천천히 걸을 때보다 10cm가량 커지기 때문에 빠른 속도를 이겨내기 위해서 상체가 펴지게 된다. 그리고 빠르게 걷는 속도를 유지해야 하므로 엉덩이, 등, 배 근육이 발달한다. 허리가 아픈 사람도 빠르게 걷기로 코어근육이 강화되면서 허리 통증도 사라지게 된다.

'배쏙가위목위'<sup>'배'가 '쏙' 들어가게 하고, '가'슴을 '위'로, '목'을 '위'로 끌어올리는 자세</sup>다이어트 자세를 유지하는 것만으로 복근 운동이 저절로 된다.

AB슬라이드는 등 근육을 보강하여 허리 통증 완화에 효과적이고, 복근 단련이 된다. AB슬라이드는 처음 하는 사람은 따라 하기 힘들 수 있으니, 요령과 사진도 추가했다.

1. 손목은 팔과 동일선상에 있어야 하고, 손목이 굽혀지지 않도록 한다. 손목에 무리가 가지 않도록 일직선을 유지한다.

2. 발은 바닥에 닿지 않도록 한다. 발을 바닥에 뗐을 때 운동 효과가 더욱 커진다.

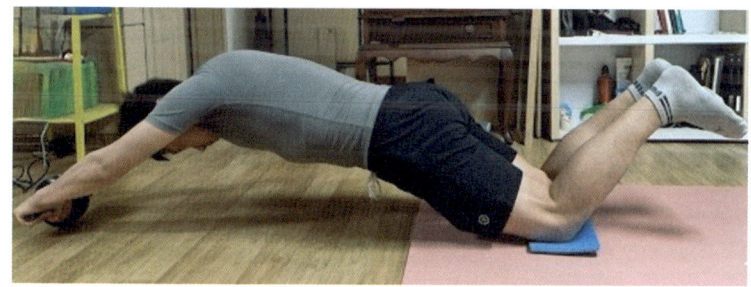

3. 코어에 힘이 계속 유지되도록 등을 만 상태로 팔을 앞으로 뻗어 준다. 등을 말아주는 것은 사이클을 탈 때 등을 말아서 코어근육에 힘을 준 상태로 타는 것과 동일하다. 등을 말아야 하는 이유는 등을 편 상태로 하면 등 운동은 되나, 척추에 무리가 가서 부상을 겪게 될 수 있다.

4. 시선은 AB슬라이드를 보지 않고 아래를 고정한다. 시선을 아래로 고정해야 코어에 힘을 모을 수가 있다.

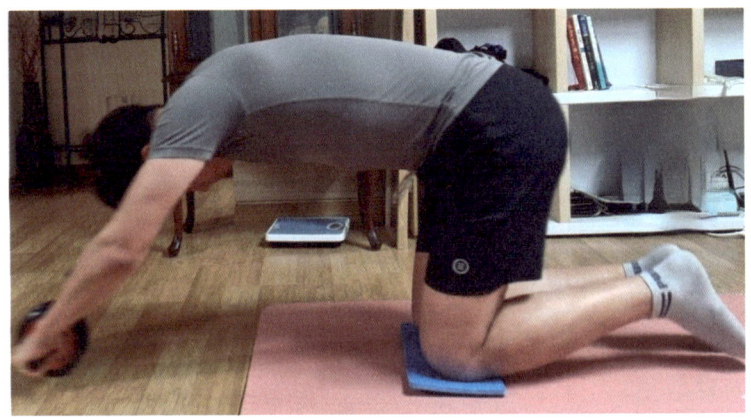

5. 돌아올 때도 복부에 힘을 주고 등을 말아서 뻗은 상체를 당긴다.

6. 호흡은 손을 뻗을 때 들숨, 돌아올 때 날숨을 한다.

처음부터 멀리 뻗으면 다칠 수 있으니 좁게 하다가, 익숙해지면 점차 팔 뻗는 길이를 늘여 간다. 벽이나 장애물을 AB슬라이드 앞에 두고 하면 앞으로 넘어지는 것을 막을 수 있다.

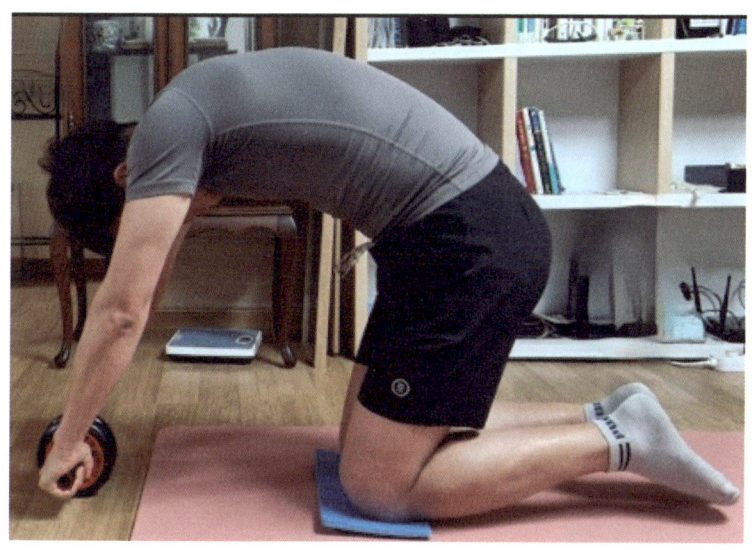

　코어근육이 운동을 효율적으로 그리고 지구력을 가지고 운동을 할 수 있게 한다. 코어근육을 키우기 위해 보강 운동을 해야 하는 것이다. 꾸준히 상호 보완 운동을 하면, 스포츠를 잘하고 힘들이지 않고 부상 없이 즐길 수 있게 된다.

# 다이어트 '배쏙가위목위' 짜세의 효과가 검증되다!

책『요요를 속이는 기적의 다이어트법』에 '다이어트 십계명'이 있다.

다이어트 십계명 중 제7계명은 '잠자는 시간을 제외하고 온종일 '배쏙가위목위'<sup>배는 쏙 가슴은 위 목은 위로</sup> 자세로 날씬한 배를 유지하라'이다. '배쏙가위목위'라는 이름을 지을 때 쉽게 부를 수 있도록 고민을 했었다. 입에 배도록 몇 번만 되뇌이면 자연스럽게 입에 달라붙었다. 정성 들여 작명한 '배쏙가위목위'의 효과도 검증되었다. 어젯밤에 독자로부터 배쏙가위목위 자세가 실제로 효과가 있다고 연락이 왔다. 2개월간 목을 위로 뺀다는 느낌이 들도록 배가 들어가고 가슴이 펴지게 했다. 그랬더니 목 통증이 사라지고 팔 저림이 없어졌다고 한다.

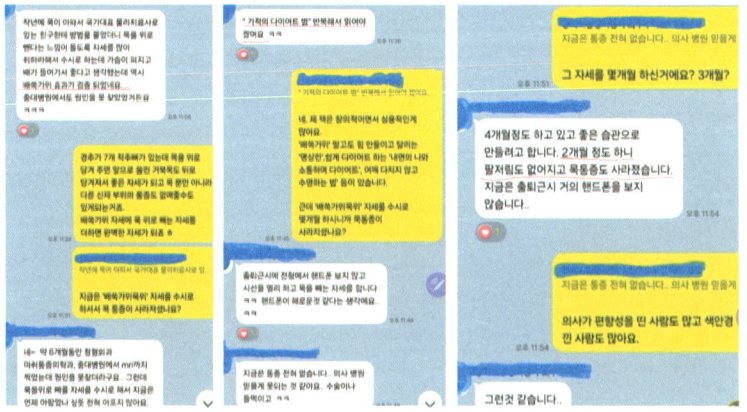

배쏙가위목위 자세가 다이어트 및 복근 운동 효과 외에도 척추관절이 펴짐으로써 목 통증과 팔 저림까지도 사라지게 한 것이다.

수술이나 들먹이는 의사보다 올바른 자세로 몸을 자연 치유하는 유능한 물리치료사가 KO승이다.

우연의 일치이긴 하지만 바른 자세의 효과를 전파하는 나도 편향성을 띤 의사보다 낫다는 데 괜히 미소가 띠어진다.

# 운동에서 사고를 확장하여
# 지혜를 만나다

# '그레이지'와 '다이어트 시소 이론'으로
# 날씬한 몸을 유지하라

다이어트 최대 적은 요요다. 요요가 눈치채지 못하게 느리게 그리고 꾸준하게 체중 감량하면 다이어트를 쉽게 완성할 수 있다. 체중 감량에 성공했다면 날씬한 몸을 유지하는 것만 남았다. 다이어트 성공하는 것만큼 쉬운 것이 다이어트를 유지하는 거다. 방법은 간단하다.

'그레이지'를 하면 된다. 그레이지grage는 그레이gray와 베이지beige를 혼합한 색상이다. 그레이지는 우아하고 은은한 느낌을 준다. 흰색과 아이보리 색에 비해 한층 더 우아한 분위기를 풍긴다. 나는 행복감을 '평온하고 은은한 느낌'이라 표현하곤 한다. 이 행복감을 그레이지가 잘 대변해 준다. 최근 2025년 신상 세탁건조기를 샀다. 색상은 행복감 색상인 그레이지로 택했다.

이 그레이지가 날씬한 몸매를 유지하게 해 줄 것이다.

그레이지(GRAGE)는 '우아하게 G, 달리고 R, 그리고 A, 만끽하면서 G, 먹어라 E'이다. 다시 말하자면, 달리기를 하면 마음껏 먹어도 살이 찌지 않고 날씬한 몸이 유지된다.

그레이지(GRAGE)는,

Gracefully 우아하게

Run! 달려라

And 그리고

Gluttonously 만끽하면서

Eat! 먹어라

그레이지

    달리기를 하면 마음껏 먹어도 다이어트가 유지가 된다니 기쁘지 않을 수 없을 것이다.

    운동 다이어트의 4대 대표 운동은 걷기, 달리기, 수영, 자전거이다. 이 중 달리기가 시간당 칼로리 소모가 가장 크다. 다이어트 효과가 가장 큰 운동이 달리기이다.

    달리기, 사이클, 수영, 빠르게 걷기를 칼로리 소모를 직접 측정한 데이터로 식단과 운동을 한꺼번에 표현할 수 있는 그림을 만들고 싶었다. 이틀을 몰입하여 만든 것이 '다이어트 시소 이론'이다. '다이어트 시소 이론'을 보면 어떤 운동이 내게 다이어트에 적합한지 알 수 있다. 그리고 식단과 운동이 균형을 이뤄야 건강할 수 있는 것을 알 수 있다.

## 다이어트 시소 이론

· 다이어트 할 때 식단만으로는 불완전하며, 반드시 운동을 함께 해야
  건강해질 수 있다.
· 다이어트는 식단과 운동을 상호 보완하며 균형을 이루어야 한다.

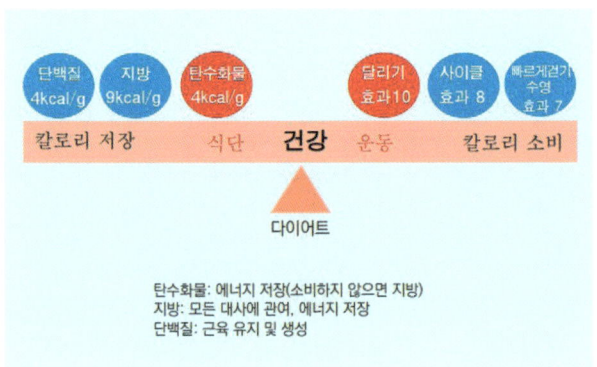

일주일에 10km 달리기를 두 번 하고, 매일 만 보 걷기를 하면 충분히 먹어도 체중이 늘지 않는다. 달리는 거리가 부담된다면 10km 두 번 대신 5km 네 번으로 해도 된다. 나는 매주 주말에 10km를 한 번 뛴다. 수영을 평일에 10분~40분 함으로써 달리기 한 번 더 하는 만큼의 운동량을 채운다. 나는 평소 식사하는 양이 일반인 평균 이상을 먹고, 가끔 하루 네 끼를 먹을 때도 있다. 먹을 때는 누구보다도 더 행복하다.

달리기를 주 20km가 아닌 10km만 뛰고 걷기를 만 보가 아닌 오천 보를 한다면 식사량은 얼마가 적당할까? 마음껏 먹지는 못해도 포만감 있게 식사는 할 수 있다.

5장   운동에서 사고를 확장하여 지혜를 만나다   **303**

우리는 운동하지 않고서는 궁극적으로 건강할 수 없다. 기왕 운동해야 한다면 똑똑하게 운동해서 먹고 싶은 것 모두 먹으면서 날씬한 몸을 유지하면 더 행복할 것이다.

# 운동과 글쓰기 병립이 가능할까?

　운동이란 단어는 우리가 많이 사용하기도 하고 많이 듣기도 한다. 한자로 '옮길 운, 움직일 동.' 운동은 몸을 옮기거나 움직이는 것이다. 이 단어가 또 다른 뜻이 있는지 사전을 찾아보았다. 사전적 의미를 보면 크게 두 가지로 사용한다.

　1. 사람이 몸을 튼튼하게 하려고 몸의 일부나 전부를 얼마 동안 움직이는 것.

　2. 일정한 규칙과 방법에 따라 신체의 기술과 기량을 겨루는 활동.

　첫 번째는 우리가 흔히 건강을 위해 몸을 움직이는 것을 말하고, 두 번째는 스포츠와 혼용해서 써도 무방할 듯하다. 건강과 스포츠를 위한 운동은 걷기부터 시작한다. 걷기는 생각을 정리해 주고, 생각에 활기를 불어넣어 주기도 한다.

　독일 철학자 칸트는 오후 3시 30분이면 항상 산책을 했는데, 산책을 규칙적으로 오랫동안 하면서 철학의 깊이가 더해졌을 것이다. 칸트 외에도 많은 현인들이 걷기가 건강 이외에 생각을 지배하는 무언가가 있음을 알고 있었다.

　*"위대한 생각은 걷는 자의 발끝에서 나온다." - 니체*

　*"걸으면서 쫓아 버릴 수 없을 만큼 무거운 생각이란 하나도 없다." - 키에르케고르*

"걷는 것에는 생각에 활력과 생기를 불어넣는 무엇이 있다." - 루소

"약으로 고치는 것보다 음식으로 고치는 것이 낫고, 음식으로 고치는 것보다 걸어서 고치는 것이 낫다." - 허준, 『동의보감』

운동의 가장 기초는 걷기이다.

땅 위에서 걷는 자세가 올바르면 달리기가 쉽게 된다. 그리고 물 위에서 걷는 것은 수영이라 할 수 있고, 공중에서 걷는 것은 자전거 타기라 할 수 있다.

걷기에서 파생된 달리기, 수영, 사이클 모두 걷기의 11자 스텝에서 비롯된다. 달리기는 발이 11자로 지면을 딛고 구를 때 부상 없이 앞으로 나아간다. 장거리 수영을 할 때는 팔이 11자로 앞으로 뻗을 때 효율이 극대화하고, 발차기 힘을 최소화하도록 도와준다. 즉, 수영의 손과 팔이 걷기의 발과 다리가 되는 것이다.

자전거는 양 무릎이 11자로 페달링 할 때 에너지 소모가 적고 공기 저항도 최소화한다. 대부분 운동이 11자 걷기의 원리에서 시작된다. 그래서 걷기가 운동에서 가장 기본이 되며 가장 중요하다. 이제 걷기가 운동을 대표하는 것으로 간주해도 되지 않을까?

운동은 가만히 있지 않고 계속 몸을 움직인다. 그래서 동적이다. 이에 반해 글쓰기는 매우 정적이다. 둘은 기름과 물처럼 섞이기가 힘들어 보인다. 나의 첫 책『요요를 속이는 기적의 다이어트법』을 어떻게 완성해야 할지 몰라 전문가의 조언을 구하고자 유명한 베스트셀러 작가님을 찾아갔다. 원고의 목차와 내용에 관해 이런저런 궁금한 걸 묻고 마지막으로 운동과 책 쓰기의 관계에 대해 여쭤봤다.

"책 쓰기가 아직도 저와 잘 맞지 않은 것 같습니다. 운동은 재미나게 할

수 있는데, 책 쓰기는 가만히 앉아서 궁리만 하는 게 지겹고 탐탁지 않습니다."

"책 쓰기의 맛을 아직 못 느끼셔서 그렇습니다. 그 맛을 알 때는 운동과 병립할 수 있습니다."

그렇게 1년이 흘러 책이 출간되었고 글쓰기가 많이 익숙해졌다. 어떨 때는 서너 시간을 꼼짝하지 않고 글을 쓸 때도 있다.

사람은 쉽게 바뀌지 않는다지만, 굳어진 습관도 간절히 원하고 노력하면 독서에서 한 단계 진보한 글쓰기가 가능하고 운동과도 병립이 가능해진다.

# 버킷리스트가 주는 가치

버킷리스트는 죽기 전에 해 보고 싶은 것을 나열한 리스트이다. 중세 유럽에서 교수형에 처할 때, 죄수가 올라서 있는 버킷<sup>양동이</sup>을 차버리면 상황이 종료되는 것이다.

그래서 'kick the bucket'이 '죽다'라는 의미로 쓰인다. 죽기 전에 해 보고 싶은 것을 나열한 리스트가 버킷리스트인 만큼, 우리는 해 보고 싶은 것이 죽을 만큼 간절해야 한다. 간절하면 이루어질 공산도 커지게 된다. 하지만 버킷리스트에는 사소한 것도 넣을 수 있고, 불가능한 것도 적기도 한다. 지금 당장 시작해서 금방 끝낼 수 있을 만큼 사소한 거면 버킷리스트에 넣기에 약소하다. 반면 아무리 해도 안되는 불가능한 것을 넣는다면 이루지 못했을 때 생기는 공허감이 클 것이다.

나는 2017년 18kg 감량한 이후 2019년 철인3종 입문하기 전까지 하고 싶은 것을 많이 했는데 이것들은 버킷리스트에 넣지 않았다. 대부분 즉흥적으로, 재미로 시작했거나 버킷리스트라고 생각하지 않고 했기 때문이다.

2019년 '철인3종 하프대회 완주'라는 첫 버킷리스트는 철인이 되기 위한 간절함이 있었다. 그래서 해내고 나서도 추억에 소중하게 간직하고 있다. 나의 버킷리스트에는 너무 시시하거나 터무니없이 달성하기 힘든 것은 없다.

2019년부터 매년 버킷리스트를 1~3개 정하고 노력해서 이뤄 나가는 방식을 취하고 있다.

나는 이 표현을 자주 하곤 한다. "어떻게 지내든 시간은 반드시 흘러간다. 그래서 간절히 원하고 즐거운 것을 하고 있어야 한다."

한 해의 연말이 되면 그해에 간절히 원했던 한두 가지는 반드시 완성해야 한다. 그러다 보니 주말에는 내가 원하는 걸 하고 있나? 재미난 걸 잘하고 있는지를 되묻곤 한다.

버킷리스트를 생각하며 지내온 시간이 벌써 6년째에 접어들었다. 주로 연말에 세우고 다음 해에 이루려 했던 버킷리스트 들이다.

2019년 버킷리스트 : 3개
철인3종 아이언맨 하프 완주
자전거로 하루 만에 서울에서 속초 가기
마라톤 완주

2020년 버킷리스트 : 1개
골프 한 달 만에 백 타 깨기

2021년 버킷리스트 : 2개
동해 5km 이상 바다수영
마라톤 서브4

2022년 버킷리스트 : 3개
팔굽혀펴기 80개 하고 보기 좋은 상체 만들기
탁구 쉐이크핸드 라켓으로 백핸드 드라이브 완성
철인3종 킹코스 완주

2023년 버킷리스트 : 2개
울트라 수영 10km 완주
마라톤 서브330

2024년 버킷리스트 : 1개
생애 첫 책 출간

2025년 버킷리스트 :1개
첫 책 2쇄 찍기 또는 두 번째 책 출간

제때 해내지 못했던 것이 하나 있다. 2023년 버킷리스트, '책 출간'이 바로 그것이다. 책 쓰기는 내가 가지고 있는 역량보다 더 많은 것을 요구했다. 그래서 시간이 4년이나 걸려서 2024년에 『요요를 속이는 기적의 다이어트법』을 완성했다. 제때 해내야 할 것을 일 년이 더 걸려 느리게 이루어졌다고 할 수 있다. 느려도 멈추지 않았기에 출간을 할 수 있었다.

2024년은 책 출간 외에 버킷리스트가 없다. 출간된 책이 독자를 만나서 어떤 반응과 반향이 생길지가 무척 궁금하다. '첫 책 2쇄 찍기'는 2025년 버킷리스트에 넣었다. 아주 쉽게 한 다이어트나 노력만 하면 할 수 있는 운동과는 차원이 다르다. 일반적으로 책이 2쇄를 찍을 확률은 10%가 되지 않는다고 한다. 요즘같이 책을 읽지 않는 시대에는 5%가 되지 않을 것도 같다. 책이 팔리는 것은, 내가 생각하는 성공 방식 '간절함-노력-끈기'에 더 중요한 '독자의 간택'이 없으면 이룰 수 없다. 독자가 책을 선택하게끔 하는 끊임없는 홍보, 주위의 입소문 그리고 흥미가 있고 동기부여가 되는 책 내용 등이 있어야 한다. 어쩌면 이루지 못할 불가능한 걸 버킷리스트에 넣었는지 모른다. 하지만 나의 양의 기운이 점점 전달되면 반드시 이뤄질 것이다. 아주 늦게 2쇄를 찍을지 모르므로 두 번째 책을 출간한다면 두 번째 책이 버킷리스트가 될 것이다.

그렇다면 버킷리스트는 삶에 어떤 가치를 주는 걸까? 버킷리스트 없이 살면 안 되는 걸까? 버킷리스트는 삶의 목표들로 가득 차 있지만, 건강하고 유익한 삶을 살고자 하는 목적으로 귀결된다. 버킷리스트가 있으면 삶이 진취적이고 활기가 넘치게 된다. 버킷리스트는 다양한 삶을 살게 해 주고, 다양한 경험들과 은은한 추억들이 나이가 드는 시간이 늦게 가도록 해 준다.

# 블로그 글이 PDF를 거쳐 책이 된다

    블로그 글을 올리다 보면 어느 순간 글이 쌓여 PDF로 내려받고 싶을 때가 온다. 단지 호기심이라기보다 블로그 글이 책의 형태로 보일지 모른다는 기대감에 파일로 내려받고 싶을 수도 있다. 나는 2024년 1월 말부터 꾸준히 블로그 글을 올려 '다이어트, 운동' 카테고리에 108개의 글이 쌓이게 되었다. 이제 PDF로 내려받아 본다.

  1. 메인 화면의 '관리' 버튼을 누른다.
  2. '메뉴·글·동영상 관리' 화면에서 '글 관리'의 '글 저장' 버튼을 누른다.
  3. 만들고자 하는 PDF 명을 넣고, 블로그 글을 선택 후 추가 버튼을 누른다.
  4. 추가 후 '만들기' 버튼을 누른다. 10분이 지나도 생기지 않으면 'F5'를 눌러 새로고침을 한다. 글 저장의 '저장 목록'에서 '다운로드'를 누른다.
  5. 다운로드 폴더에 PDF 파일로 자동 저장된다.

    다이어트, 운동 관련 108개의 블로그 글을 PDF 파일을 변환했는데 100개만이 한 개의 파일로 만들 수 있었다. 108개의 글이 100개와 8개로 나누어서 파일을 만들었다.

100개 글 파일은 556쪽, 8개 글은 58쪽이 나왔다.

글에 사진이 많고, 글 간에 공백이 많이 있어서 PDF 분량으로 614쪽의 책이 되었다.

100개 이상의 블로그 글이면 여백과 사진을 정제해서 만들더라도 근사한 한 권의 책이 될 수 있을 것이다. 내가 지금 블로그 내용으로 두 번째 책을 만들고 있는 것처럼 말이다!

# 끈기가 인내를 덮어버린다면

'지구력이 인내하는 고통을 덮어버린다면 더 이상 고통은 괴로운 고통이 아닌 또 하나의 조용한 멜로디가 된다.'

끈기<sup>지구력</sup>가 인내<sup>인듀어</sup>를 덮을 수가 있어서 인내가 필요 없게 된다. 우리가 힘이 들어 그 고통을 감내해야 할 때는, 자아<sup>내면의 나</sup>와의 소통을 통해 인내하는 시간을 끈기로 바꾸는 것이 가장 좋다. 인내를 명상하는 시간으로 바꾸는 것도 좋은 방법이다. 사람이 극단적인 선택을 하는 이유는 오랫동안 인내를 해 왔고 더 이상 인내하지 못하는 지경까지 왔기 때문이다. 인내만 계속한 채 풀어주지 못하면 언젠가는 막다른 길로 갈 수 있음을 경계해야 한다. 힘들 때는 자아와의 소통이나 명상으로 인내하는 시간을 최소화하거나 아예 인내하는 시간을 없애 버리자. 여러 분야에서 적용할 수 있겠으나, 최소한 달리기할 때 고통을 감내해야 하는 인내가 필요 없게 만들 수 있다. 달리다 힘들면 명상런을 하면 된다. 스마트워치를 보지 않고 실눈을 뜨고 생각을 비우고 마음이 빈 상태로 가볍게 달리는 것이 명상런이다.

그리고 자아와 소통하면서 달리면 힘듦이 훨씬 가벼워진다.

다음은 내가 난지공원 6바퀴<sup>35km</sup>를 자아와 소통하며 달렸던 경험을 대화 형태로 꾸민 것이다. 2023년 8월 5일 토요일 오전 5시 20분 습도 75%, 온도 27도에 달리기를 시작했다. 의식의 중심인 '자아'는 '자아'로 표기하고, 정신 전체의 중심인 '자기'는 편의상 '주인'으로 표기했다.

> **주인** 난지공원 1바퀴가 6km다. 3바퀴 돌면 18km이고, 18km를 조깅 페이스로 천천히 달린다. 대신 4바퀴부터는 속도를 조금씩 올릴게.
>
> **자아** (한동안 대답이 없다. 빙그레 미소만 짓는다. 그러다 갑자기 자아가 대답한다.) 저는 쉬고 있을게요, 주인님!

4명이 조깅 페이스로 함께 달리니 재미도 있고 3바퀴는 그냥 달릴 수 있다. 습도가 너무 높아서 땀이 줄줄 흘러내려 러닝화로 모두 모인다, 질퍽! 질퍽!

> **주인** 덥다! 남은 3바퀴는 어떻게 뛸까? 조금씩만 속도 올려서 뛰어 볼게.
>
> **자아** (아무 대답이 없다. 쉬고 있다가 마치 잠들어 버린 듯, 묵·묵·부·답)
>
> **주인** 6분대 조깅 페이스로 뛰다가 5분 30초로 뛰는데 힘들지 않겠어?
>
> **자아** (언제 일어났는지도 모르게) 네, 주인님. 익숙한 페이스라 그렇게 힘들지 않아요. 근데 오늘 6바퀴 뛰는 것 맞죠?
>
> **주인** 응. 습도가 높아서 조금 힘들겠지만 버거우면 언제든지 내게 이야기해 줘.
>
> **자아** 알았어요, 주인님!

함께 달린 4명 중 1명은 3번째 바퀴가 끝나갈 무렵 이탈하고, 3명이 4번째 바퀴에 함께 달렸다. 5바퀴를 시작하자 1명이 앞으로 달려 나갔다. 앞으로 달려 나간 사람은 5바퀴만 뛸 모양이다. 6바퀴 뛰기로 한 동생이 앞으로 달려 나간 사람을 따라잡자고 했다. 나는 갑자기 달리면 자아가 심한 거부 반응을 일으킬 수 있으니 현재 페이스로 달리자고 했다. 일정 속도로 달리다가 5바퀴 끝나기 1km 구간에 속도를 조금씩 올렸다. 그러자 자아가 바로 놀라 깨어나서 주인에게 진지하게 물음을 던진다.

자아    주인님, 왜 갑자기 빠르게 달리는 거예요, 예고도 없이!

주인    앞에 가는 한 사람만 천천히 따라잡으려고 해. 조금만 참아 줄 수 있지?

자아    주인님이 원하시면 달릴 수 있는데, 따라잡고 나서 마지막 바퀴에 퍼지면 어떡해요?

주인    1km만 조금 속도 내다가 마지막 바퀴에는 다시 속도를 늦출 거야.

자아    네, 주인님!

10명 남짓 함께 달리기한 구성원 중 동생과 나만 6바퀴를 달렸고 대부분은 3바퀴만 뛰었다. 자아와 소통하는 것은 식단 다이어트뿐만 아니라 운동 다이어트에도 필요하다. 운동은 자아와 소통하면 좀 더 쉽게 그리고 중간에 포기하지 않고 이뤄낼 수 있다.

# 운동은 기립불내성보다 강하다

'기립불내성'이란 단어를 쉽게 들어 보지 못했을 것이다. 일어났을 때<sup>기립</sup> 어지러움 등으로 인내하지 못하는<sup>불내</sup> 성질을 가지는 질환이다. 자율신경계에 문제가 있거나 근육이 부족할 때 생긴다. 기립불내성은 나이가 많아야 생기는 질환이 아니다.

자율신경계는 몸을 움직이지 않고도 자율적으로 땀을 흘리고 심장을 뛰게 한다. 의식적인 노력이 없어도 자동으로 움직이게 해 주는 신경계를 자율신경계라고 한다. 괴한이나 위험한 동물을 맞닥뜨리는 위기 순간에 심장 박동을 증가시켜 골격근<sup>뼈에 붙어서 의식적으로 조절할 수 있는 근육</sup>에 혈액을 더 보내고 소화기관에는 혈액을 덜 보내어 위기에서 탈출하는 힘을 낼 수 있다. 자율신경계는 덥거나 추울 때 체온을 조절하고, 음식을 먹고 소화하는 신진대사에 관여한다. 누웠다가 일어날 때 혈액이 하체에 많이 쏠려 있는데 자율신경계가 혈관을 수축하거나 심박수를 늘려 뇌 혈류량을 유지하려고 한다.

'기립불내성'을 겪고 있는 사람은 자율신경계가 정상적으로 작동을 하지 않아서 누워 있다가 일어날 때 어지러움, 시야 흐림 등과 같은 증상이 나타난다. 혈관을 수축시키거나 혈액 순환량을 증가시켜서 혈압을 올리는 약을 처방받을 수 있다. 약 복용은 부작용 또는 재발할 수 있어서 근본적인 대책이 되지 않는다. 후 처방보다 선 예방이 확실히 좋다고 말할 수 있다. 부작용이 없고 원활한 혈액 순환으로 대부분 질병을 예방하고 정신적으로도 건강해질 수 있는 방법이 있다. 자율신경계 조화와 종아리근육 강화가 바로 그것이다.

자율신경계는 교감신경과 부교감신경이 있다. 만성적인 피로와 스트레스는 교감신경이 과활성화되어서 원인 없이 아프고 몸에서 가장 약한 곳에 염증이 생긴다. 이럴 때는 걷기, 명상, 충분한 수면 등으로 교감신경을 쉬게 하고 이완 효과가 있는 부교감신경을 활성화하는 게 효과적이다. 그리고 종아리근육을 키우고 강화하면 기립불내성을 막을 수 있다. 제2의 심장이라 불리는 종아리근육의 가자미근이 혈액을 뇌로 많이 보내 줘야 한다. 대표적인 종아리근육 강화 운동은 사이클, 수영, 오르막 달리기, 까치발 들기가 있다.

원활한 혈액 순환을 위해 종아리 운동과 함께 충분한 수분 섭취로 혈액 농도를 낮춰야 하는 것도 잊지 말아야 한다.

평상시에 빠르게 많이 걷고 까치발 들기를 하자. 그리고 별도 시간을 내서 수영이나 자전거를 타고 명상을 하자. 어지럼증이 평생 생기지 않게.

# 호수와 돌멩이

네가 지금 느끼는 감정은 진짜가 아냐
호수는 잔잔하잖아.
돌멩이를 던지면 호수가 물결이 있다고 생각하지!
달라진 건 없어
그냥 물결이 있다가 사라지는 것뿐이야.

— 백정시 —

호수는 우리의 넓은 마음이며, 돌멩이로 생긴 물결은 살아가면서 맞닥뜨리는 스트레스이다.

스트레스를 빠르게 사라지게 하는 것은 리드미컬한 운동이다. 빠르게 걷기, 달리기, 수영, 사이클과 같은 리드미컬한 운동을 하면 세로토닌 분비가 되어 힐링이 되고 마음이 평온해진다.

세로토닌은 빠르게 걷기, 달리기, 수영, 사이클과 같은 리드미컬한 운동을 하면 분비가 되어 힐링이 되고 마음이 평온해진다. 잔잔한 호수에 돌멩

이를 던져도 이내 다시 잔잔해지듯 나를 흐트러뜨리지 않게 리드미컬한 운
동을 해야 한다.

# 돈과 미래, 건강과 현재

  나는 두 명의 친구가 있다. 친구 이름은 '두리'와 '하나'이다. 돈과 미래를 인생 목표로 삼는 두리와 건강과 현재를 인생 목적으로 삼는 하나가 있다.

  두리가 하나에게 자신의 인생철학을 이야기했다.

  "돈이 인생에서 중요해. 돈은 인생을 들었다 놓았다, 쥐었다 폈다를 해. 그래서 나는 돈을 이왕이면 많이 벌고 싶어. 미래를 위해 그리고 나이 들어 아플 걸 대비해 돈을 더 많이 모으고 있어."

  하나는 두리의 말을 경청했다. 이견이 있지만 일단 끝까지 들어 보려고 했다. 두리는 하던 말을 이어서 했다.

  "돈 벌기가 어디 쉽냐. 나는 주말에 부업도 하고 용돈을 벌고 있어. 열심히 돈을 벌고 저축은 하는데 최근 건강이 좋지 않아서 약을 먹고 있어."

  두리는 돈을 열심히 벌고 현재를 희생하여 미래를 위해 살고 있다. 열심히 벌어둔 돈은 건강을 되찾기 위해 쓰고 있다. 미래를 걱정하느라 현재를 놓치고, 현재의 소중함도 잊어 버린다. 불안한 미래를 준비만 하느라 현재와 건강을 잃어버리는 등 기회비용이 크다.

  두리가 말 끝나기를 기다렸다는 듯이 하나도 자신의 인생철학을 이야기했다. "돈이 인생에서 중요하듯 건강도 인생에서 소중해. 건강할 때 건강은 인생을 좌지우지하지를 못해. 그래서 우리는 건강의 소중함을 잊고 살지만, 건강을 잃어갈 때 건강한 사람이 진정한 부자라는 걸 알게 돼. 나는 몸을 많이 움직여. 거창한 레저스포츠는 아니더라도 빠르게 많이 걷고 달리기도 한 주에 한 번씩 해. 그리고 건강을 유지하면 번 돈이 쉽게 새어 나가지 않아. 미래에 생기지도 않을 걱정을 당겨서 할 필요도 없고 현재를 더 많이 즐기기 위해 시간의 소중함도 알게 돼."

하나는 현재가 즐거우니 미래도 계속 즐기게 된다. 미래에 대한 불안이 없으니, 현재가 소중함을 점점 더 깨닫는다. 하나는 사소한 일도 일상적인 일도 재미를 느끼며 빠른 몸짓으로 즐겁게 행한다. 운동이 가져다주는 긍정 에너지와 평상시의 평온함이 몸에 배어 있다.

돈과 미래, 두 마리 토끼를 잡으려고 불안 속에서 사는 두리, 운동으로 건강을 우선 챙기고 현재를 즐기는 하나.

우리는 어떻게 살아야 할까?

# 운동, 자아와 소통, 글쓰기를 하면 마음의 부자가 된다

    부자는 마음의 부자와 경제적 부자가 있다. 경제적 결핍으로 생각의 폭이 좁아지기도 하고 생활의 어려움을 겪기도 한다. 마음만 부자이고 경제적으로 궁핍하게 살기를 원하는 사람은 없을 것이다. 둘 다 가난하다면 먼저 마음의 부자가 되어야 한다. 마음의 부자가 좋은 사람을 끌어당기므로 경제 부자가 될 가능성이 높다. 돈만 좇는다고 경제적으로 윤택할 만큼 부자가 되지 않는다. 올바른 시선과 건강한 신체가 마음의 여유를 주고 부자의 격을 만들 수 있게 도와준다. 마음 부자는 잘될 거라는 기대감과 지금 잘하고 있다는 자신감이 충만한 사람이다. 그래서 마음 부자는 양의 에너지가 충만하다.

    마음의 부자가 되기 위해 먼저 마음에 대해 이해하고 가자. 그리고 의식, 잠재의식, 무의식을 이해하기 쉽게 도식화했다.

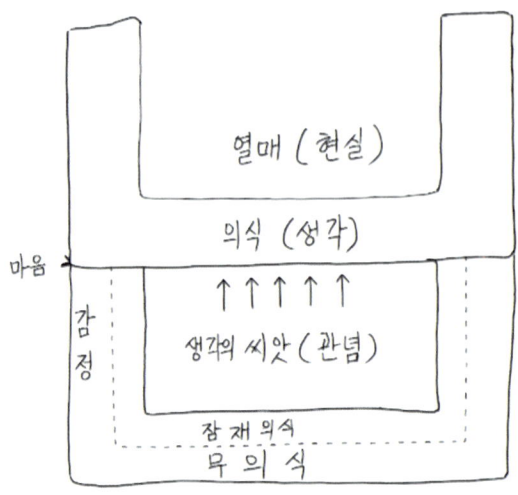

마음은 의식생각과 무의식이 연결된 상태이다. 마음은 생각과 감정이 연결된 상태이기도 하다. 마음을 땅에 비유하고자 한다. 마음은 땅 표면이고, 땅 아래에 잠재의식과 무의식이 있다. 잠재의식이 생각의 씨앗으로 자라나서 마음을 뚫고 나온다. 생각의 씨앗은 구체화한 생각으로 표출되고 현실로 구현되는 것이다. 생각의 씨앗은 관념이다. '관념'은 어떤 대상에 관한 '인식'을 말한다. 인식은 자극을 받아들이고, 저장하고, 인출하는 일련의 정신 과정이며, 무엇을 안다는 것을 나타내는 용어로 쓴다. 무의식에 새겨진 생각의 씨앗인 '관념'이 우리 인생에서 현실이 되고 나아가 개인의 운명이 되는 것이다.

미소는 긍정의 감정이고, 말은 생각이다. 마음은 감정과 생각이 연결된 상태이기 때문에 미소와 함께 전해지는 말은 마음 아래 무의식에 각인이 된다. 미소의 긍정 감정이 무의식에 자리를 잡고 있기 때문에 항상 긍정적으로 살 수 있다. 미소 지으며 말하는 것은 긍정의 감정을 실어 생각을 전달하는 것이다. 미소 지으며 말하는 습관이 중요한 이유이다.

우리가 운동하고, 자아와 소통을 하며, 글을 쓰는 이유는 습관이라는 도구로 삶을 바꿀 수가 있기 때문이다. 습관이 된 관성은 나도 모르게 내 세상을 바꾸고 있다. 관성을 가진 관념<sup>생각의 씨앗</sup>이 나의 잠재의식에 담기고, 그 생각의 씨앗이 자라서 마음을 통해 우리가 느끼는 생각이 된다. 그 생각이 현실로 나타나고 삶도 바꾸기 때문이다. 몰입을 해야 무의식의 관념이 변하며 즐거워야 쉽게 몰입할 수 있다. 즐거움의 본질은 '꾸준함'과 '잘함'이다. 꾸준히 해야 상응하는 결과물이 나오며 그 결과물이 본인이 만족하는 수준이 되면 잘한다고 느낀다. 잘한다고 느끼면 자신감이 당신을 감싸고 더 잘하도록 이끌 것이다.

생각은 두 가지가 있다. '의식적으로 하는 생각'과 '의식하기 전에 떠오르는 생각'이 있다. 의식적으로 하는 생각은 '머릿속에서 나와 대화'하는 것이다. 반면 의식하기 전에 떠오르는 생각은 생각한 대로 떠올리게 할 수 없다. 잠재의식에 자리 잡은 생각의 씨앗이 자라나 마음을 뚫고 생각으로 떠오르는 것이다. 의식하기 전에 떠오르는 생각은 '생각의 씨앗'이 갑자기 떠오른다고 보면 된다. 부정적인 생각이 관념 속에 똬리를 틀고 있다가 고개를 들고 스멀스멀 올라오면 가슴이 답답해진다. 열등이 관념의 그릇에 담겨 있으면 열등한 생각으로 열등한 삶을 살게 된다. 성취의 관념이 무의식에 각인되어 있으면 계속 성취하는 삶을 살게 된다. 성공한 경험이 성취의 기억으로 잠재의식에 자리를 잡는 것이다. 미래를 매일 상상하고 상상을 자주 기억할 때 말과 행동이 변하고 미래는 현실로 펼쳐진다.

마음의 부자가 되기 위해서 운동, 자아와 소통, 글쓰기를 해야 한다.

운동을 해야 체력이 좋아지고, 체력이 좋아져야 정신적으로 여유가 생긴다. 정신적으로 여유가 있어야 스트레스가 몸 깊이 침투하지 못하며 마음의 부자가 될 최소한의 자격을 가진다. 스트레스가 정신적으로 풍요로운 사람을 찾아왔다가는 스트레스가 번지수를 잘못 찾았다고 하면서 머물지도 못하고 떠나간다. 항상 양의 에너지가 채워져 있어서 스트레스라는 음의 기운이 비집고 들어올 틈을 주지 않는다. 운동을 하면 가장 좋은 것은 몸이 가벼워지니 마음이 유쾌하고 즐거워지는 것이다. 유쾌하고 즐거운 순간들이 무의식적으로 무의식에 저장된다. 즐거운 기분이 현실에 계속 드러나 좋은 생각과 즐거운 감정이 나를 감싼다.

마음 부자는 자아와 소통을 잘하고, 내면 소통은 명상을 통해서 가능해진다. 명상은 정적 명상과 동적 명상이 있다. 정적 명상은 우리가 알고 있는 눈을 감고 하는 명상이다. 자신을 바라보는 시간이 될 뿐만 아니라 눈에 보이지 않는 것을 알게 된다. 명상하면서 무의식에 긍정의 씨앗을 뿌린다면, 나는 긍정의 아이콘이 된다. 왠지 좋은 일이 생길 것 같고 성공할 것 같다는 느낌을 항상 가진다면 아침에 눈을 뜰 때부터 밤에 자기 전까지 행복하지 않을 수 없다. 동적 명상은 달리기나 수영할 때 가능하다. 달리거나 수영할 때 힘이 든다고 느끼기 전에 명상런이나 명상수영 모드로 바꾸면 인내 없이 장거리 런과 수영이 가능해진다. 명상런과 명상수영을 하면 자아와 소통을 할 수 있게 되고, 운동 중에 휴식을 하면서 평온한 느낌을 무의식에 새길 수가 있다.

명상에서 무의식을 만나 잠재의식으로 보내는 과정은 내가 행하지만, 생각의 씨앗이 마음을 뚫고 열매를 어떻게 맺는지는 세상이 알려 준다.

마지막으로 마음 부자가 되기 위해서 글쓰기를 해야 한다. 글쓰기는 일상에서 보고 느끼고, 운동하고, 명상할 때 떠오르는 것들을 쓰는 것이다. 글쓰기는 사람, 사물, 자연과 대화를 할 수 있게 한다. 의식이 확장되고 언어의 풍요로움이 생긴다. 글쓰기를 하지 않는 사람보다 더 풍부한 생각과 상상을 하며 정신적으로 풍부한 경험을 하게 한다. 글을 쓴다는 것은 운동하는 것처럼 자신감이 생기고, 물질적으로 부자인 사람보다 더 부자로 살아갈 수 있다. 글 쓰기는 돈이 들지 않는다. 가성비가 최고인 것이 글쓰기인 것이다.

마음 부자가 되기 위해서 운동, 자아와 소통, 글쓰기를 해야 한다. 이 세가지는 상호 작용하며 상호 보완한다. '운동'과 '자아와 소통'을 동시에 하는 방법이 명상런이나 명상수영을 하는 것이다. 달리기와 수영이 명상을 통해 자아와 소통하며 긍정 기운이 무의식에 뿌려진다. 긍정 기운이 좋은 시선으로 일상에서 태어나는 것이다. 좋은 시선을 가져야 좋은 글이 나온다. 좋은 글을 통해 내면이 더욱 충만해지고 자존감이 더욱 단단해진다.

# 사람, 시간, 공간이 바뀌면
## 경제적 부자가 된다

부자는 경제적 부자와 마음의 부자가 있다. 우리는 마음뿐만 아니라 경제적으로도 궁핍에서 벗어나고 싶어 한다. 경제적 부자의 기준은 내가 처한 현재 수준에 따라 다를 수밖에 없다. 차와 집이 모두 없는 사람은 둘 다 가지면 경제적으로 궁핍하지 않을 것 같다고 할 수 있다. 차와 집을 가지고 있는 사람은 별장에서 주말을 여유 있게 보내는 것이 경제적으로 부유해졌다고 생각할 수도 있다. 인간은 더 부자가 되고 싶은 욕망은 끝이 없어서, 경제적 부자가 되는 것은 현재보다 더 부유하게 사는 것으로 정의코자 한다.

나는 좋은 차를 타고, 서울에서 자가의 아파트에 살고 있다. 큰 부자는 아니지만 이전보다 더 경제적 부자로 살고 있다. 지금도 시나브로 더 부유해지고 있다.

이미 '운동, 자아와 소통, 글쓰기'로 마음의 부자가 되었기 때문에, 환경을 점점 달리하면서 경제적으로 부유하게 살고 있다.

경제적 부자가 되기 위해 달라져야 하는 환경은 사람, 시간, 공간이다. 계속 환경을 바꾸려고 시도하고 노력하고 있다.

첫째, 만나는 사람이 좋은 시선을 가지고 있어야 한다. 불평불만이 많은 사람을 멀리 해야 한다. 종국에 내가 부자이면 나를 시기 질투하며 불공평하다고 불만을 가지기 때문이다. 이런 부류의 사람과 같이 있으면 부자가 될 수 없다. 계속해서 뒷다리를 잡고 같이 가난하게 있자고 하기 때문이다. 이미 부자는 가난한 사람을 만나려 하지 않는다. 양의 기운을 뺏기고 마음조차 가난한 사람에게 시간을 쓰고 싶지 않기 때문이다. '마음이 부자'인 사람은 '마음+경제적 부자'를 만날 기회가 많다. 그래서 나 자신부터 최소한 마음의 부자가 되어야 한다. 내 마음이 풍요로 가득 찰 때 내 주위에 부유하고 여유가 있는 사람들이 눈에 들어오게 된다. 나는 회사 선배 조언으로 책을 쓰기 시작했고 4년 만에 첫 번째 책을 출간하게 되었다. 경제적 이익을 가까운 미래에 가져다줄 것을 믿고 꾸준하고 차분히 다음 책을 준비하고 있다. 누구를 만나느냐가 그만큼 중요한 것이다.

둘째, 시간을 충족히 쓰는 사람이 부자다. 자투리 시간을 잘 활용하면 여러 가지 사소한 것들을 할 수 있다. 그리고 가사도 시간 효율을 따져서 하면 시간을 많이 벌 수 있을 것이다. 나는 집에 건조기 없이 살아왔다. 세탁건조기가 없는 건 두말할 나위가 없다.

2025년 3월 세탁건조기를 샀다. 빨래 당번인 나로서는 시간 절약이 많이 되고 있다. 세탁물을 기다리고 꺼내고 느는 시간, 자연 건조가 될 때까지 확인하는 시간을 모두 합하면 최소 2시간은 절약하고 있다. 널어 둔 옷감이 건조가 덜 되면 옷에 냄새가 나서 다시 세탁해야 한다. 세탁건조기는 이 시간까지도 계산한다면 추가로 시간을 절약할 수 있다. 당연히 불안과 스트레스가 줄어들었다. 시간을 들여 돈을 벌었고, 번 돈으로 세탁건조기를 샀다. 세탁건조기를 개발한 엔지니어의 시간을 내가 번 돈으로 산 것이다. 일주일에 한 번 세탁한다고 했을 때, 1년에 102시간<sup>52주×2시간</sup>을 더 연장해서 사용할 수 있게 되는 셈이다. 이 시간에 운동, 명상, 글쓰기나 다른 취미 활동을 한다면 얼마나 더 윤택한 시간을 보낼 수 있을까를 생각하니 벌써 기분이 좋아진다. 남을 위해 쓰고 있는 시간을 자신의 것으로 많이 가져올수록 경제적 부자가 되고 있다는 증거이다.

셋째, 공간이 더 쾌적하고 편하게 바뀌고 있으면 이미 부자다. 나는 책을 보거나 글쓰기를 할 때는 집 근처에 있는 메가커피에 간다. 자주 얼굴을 보다 보니 알바생과도 친근한 관계가 되어 머무는 동안 마음이 편하다. 그 공간은 이미 나의 안식처이고 자기 계발을 하는 장소가 되었다. 미국 미네소타대 마케팅학과 조앤 마이어스 레비 교수의 연구에 따르면, 천장이 높은 방에서는 추상적이고 자유로운 사고가 활발해진다. 천장이 10피트305cm인 공간은 자유로운 사고를 하기에 적합하고, 8피트244cm 천장의 공간은 구체적인 문제 해결에 적합하다는 사실을 알아냈다. 메가커피의 천장 높이를 대충 측정해 보니 303cm였다. 창의적인 글쓰기에 괜찮은 환경이었다. 나는 더 부유해질수록 더 좋은 공간을 늘려 갈 것이다. 차도 마찬가지다. 타고 이동하는 동안에 쾌적하면 그 시간도 행복해진다. 나는 차를 몰고 많이 돌아다니는 편은 아니지만, 널찍한 SUV를 타고 있는 동안에는 행복하다.

경제적으로 더 부자가 되면 현재 만나는 사람, 더 풍족하고 자유로운 시간, 자주 가는 공간이 바뀔 것이다. 우리가 어떤 사람을 만나느냐에 따라 인생이 달라진다. 부자가 되고 싶으면 부자를 만나 부자의 생각을 배워야 한다. 부자가 만나 주지 않으면 미래에 부자를 꿈꾸는 사람을 만나야 한다. 부자를 꿈꾸는 사람은 양의 에너지가 많으며 그렇게 되려고 부단히 노력을 한다.

우리가 궁극적으로 경제적 부자가 되려고 하는 것은, 생활과 마음의 여유 그리고 내면의 행복을 위해서이지 단지 돈만 많이 벌기 위한 것이 아님을 알아야 할 것이다.

# 즐겁게 살면 모든 게 해결된다

항상 즐겁게 살 수만 있다면 모든 게 해결되고 가까이에 있는 사람들과 친근하게 지낼 수 있을 것 같다.

즐겁게 살기 위해서는 무엇부터 해야 할까?

### 1. 결핍의 마음을 버려라

린다 번은 "간절하면 이루어진다."라고 했다. 결핍의 마음이 무의식에 자리를 잡고 있으면 간절함이 있어도 이룰 수가 없다.

고마움의 마음을 가진 상태에서 간절하면 이뤄진다. 결핍의 마음으로 간절히 원하면 이뤄지기 어렵고, 안 되면 "그러면 그렇지. 내 주제에 될 리가 없어."라고 체념하고 주위 탓으로 돌리고 불평을 한다. 마음 아래에 있는 무의식에 간절히 원하는 것을 넣게 되면, 무의식이 의식을 지배한다. 무의식은 의식<sup>생각</sup>보다 강하다. 따라서 목표, 목적 등을 무의식에 잘 새겨 둔 사람은 습관이라는 관성으로 저항 없이 행하게 된다.

### 2. 아픈 과거도 성장의 디딤돌이라 생각하고 딛고 일어서라

아픈 과거는 실연을 한 사람만 가지는 것이 아니다. 궁핍하게 사는 사람도 아픈 과거가 있을 수 있다. 과거에 했으면 또는 안 했어야 좋은 것들이 아픈 과거가 될 것이다. 지금도 늦지 않았다. 아픈 과거도 아픈 경험도 미래를 바꾸는 디딤돌로 만들어 보자. 그러려면 마음의 부자가 되어야 한다.

### 3. 마음의 부자가 되어라

마음의 부자가 되려면 운동, 자아와의 소통, 글쓰기를 해야 한다. 운동을 하면 발걸음이 빨라지고, 발이 손보다 더 빠르게 된다. 그래서 운동하면 실행력이 좋아진다. 하고자 하는 일을 더 많이 할 수 있다. 자아와의 소통은 즉 명상을 통해 가능하다. 명상은 눈을 감고 호흡을 크게 몇 번 하면 된다. 생각을 멈추고 나 자신을 살피는 게 명상이다. 그리고 미소를 띠어 무의식에 갈망하는 것들을 명확히 알려 줘라. 그러면 미래에 일어날 일들이 잠재의식에 전달되어 자연스럽게 현실에 나타난다. 이 과정이 명상에서 무의식을 만나 잠재의식을 만드는 것이다.

이뿐이랴. 명상을 통해 양의 에너지가 무의식에 쌓이면 글을 쓸 때도 좋은 시선을 가진다. 좋은 시선을 가지면 좋은 글이 나온다. 명쾌한 시선은 명쾌한 글이 나온다. 글쓰기는 자신을 다잡고 자신 있게 자신의 글을 씀으로써 자기 객관화에 한 발짝 나아가게 된다.

### 4. 열심히만 살면 행복을 모르고 바쁘게만 살게 되고, 즐겁게 살면 행복해지고 마음의 부자가 된다

열심히 사는 것은 미래를 위해 사는 것이지 현재를 위해 사는 것이 아니다. 나는 어릴 때부터 학창 시절에 공부를 열심히 하면 좋은 대학에 가서 좋은 직장에 취직하고 성공한 인생을 살 수 있다고 배웠다. 물론 이 말이 모두 틀린 말은 아니다. 나는 고등학교 시절에 공부를 열심히 했는데 성적이 오르지 않고 뒤에서 맴돌았다. 고등학교도 마산이나 창원 명문 고등학교에 가지 못하고 집 근처 고등학교로 진학하게 되었다. 시골 고등학교에 다닐 때는 반에서 중간을 벗어나기 힘들었다. 제대로 놀지도 못하고 열심히만 공부했다. '그때 제대로 놀았더라면 지금 무엇을 하고 있을까.'라고 생각해 본다. 재미에 빠져서 무언가에 몰입했더라면 지금보다 훨씬 더 풍요롭게 살고 있지 않을까?

열심히만 살면 무의식에 '열심히'가 자리 잡고, '즐겁게' 살면 더 몰입해서 노력의 효과가 나타나고, 무의식에 '재미'가 새겨진다. 결국 즐겁게 산다는 것은 열심히 사는 것보다 더 효율적으로 하고 싶은 것을 충실히 하게 된다.

미래는 현재와 1초 후, 2초 후, 3초 후의 미래의 점들이 이어져 있는 것이다. 미래를 긍정하는 것은 현재를 긍정하는 것이다. 그래서 미래가 이루어진 것으로 생각하면 현실에 실제로 펼쳐지게 된다. 현재 '나는 이래서 안 돼.'라고 하는 순간 가까운 미래도 안되게 되어 있다. 부정적인 사고가 발붙이지 못하게 즐겁게 살아야 한다.

꾸준히 운동하며, 항상 잘하고 있다는 느낌이 무의식에 자리 잡을 때 즐겁게 살 수 있다!

# 보이지 않는 즐거움을 깨달아 갈 때 비로소 그 운동을 보게 된다

모든 운동의 기본이 되는 걷기는 결국 fun런, fun수영, 명상런, 명상수영이라는 최종 목적지로 수렴한다. 하체운동의 끝판왕인 사이클이 최종 목적지에서 빠진다. 달리기와 수영은 명상이 가능하지만, 사이클은 명상사이클이 불가능하기 때문이다. 운동 중 명상을 하면 자아와 소통이 가능해지면서 마음 부자가 될 수 있다. 사이클은 내가 지향하는 95세 달리기와 100세 수영만큼 오래 할 수 있을지가 아직도 미지수다.

운동을 아직 시작하지 않았거나 이제 시작해 보려는 분은 걷기부터 시작하면 된다. 정확한 자세로 제대로 걸어야 달리기, 수영, 사이클 등 스포츠를 빠르게 배울 수 있으며 그리고 에너지 낭비를 줄이며 오랫동안 할 수 있게 된다. 독자 한 분이 하루에 만 보 이상 걷는데 무릎이 아프다고 했다. 걷는 자세를 보니 보폭은 커서 시원해 보였다. 하지만 착지할 때 무릎을 180도로 완전히 펴서 착지해서 무릎에 충격이 가해졌던 것이었다. 10도가량 굽혀서 170도로 착지하게 했다. 170도로 착지하고 엄지와 검지 발가락이 지면을 밀어내는 느낌이 들게 했다. 그 뒤로 무릎이 아프지 않게 되었다. 책에 실린 이런 사소한 노하우들이 많은 이에게 도움이 되길 바란다.

내가 과체중에서 다이어트에 성공하고 운동하면서 즐거움을 깨닫게 해

준 분들이 있다.

　과체중에서 18kg을 감량하게 동기부여 해 준 친구 유성광에게 진한 고마움을 전하고 싶다. 친구처럼 날씬하고 산을 잘 타고 싶게 만들어 준 동기가 나의 인생을 바꾸어 놓았다. 체중 감량을 하려고 걸었던 걷기에서 나의 습관들이 바뀌기 시작했다. 걸을 때 예쁜 자세를 연구하면서 걸었다. 눈길에서 나의 발자국을 뒤돌아보며 자세 교정도 했다. 정확한 걷기 자세가 갖추어진 상태에서 철인3종 입문을 했다. 김정호 전 국가대표, 곽경호 감독님, 장유정 서울시청 코치님에게서 수영, 달리기, 사이클 자세를 배웠다. 운동의 기본기를 깨우치게 해 주신 이 세 분께도 감사의 마음 전하고 싶다.

　이분들로부터 체중 감량과 운동을 배우는 데 도움을 받았지만, 나도 도움을 준 수제자들이 있다. 달리기 제1 수제자 CEONEWS 이재훈 대표에게는 나만의 달리기, 수영 비법을 전수해 줬다. 내가 만든 fun런, fun수영, 명상런, 명상수영, 스위머스 하이swimmer's high는 이재훈 대표와 교감을 나누면서 좀 더 구체화되고 새로운 개념의 운동 방법을 선명하게 만들 수 있었다. 그는 나의 도움을 받고서 마라톤 서브330을 했지만, 더 이상의 기록 욕심을 내지 않고 즐기는 달리기를 하고 있다. 달리기 수제자가 몇 명 더 있지만, 달리기 기록만을 고집하는 사람은 없다. 기록이 우선하면 무조건 부상이 오기 때문이다. "부상 없이 오래도록 즐기면서 달리고 싶다."라고 하는 말을 들을 때면, '내가 제대로 영향을 끼쳤다.'라고 자부한다. 수영 수제자들도 있다. 코칭을 하면 그대로 받아들이고 실력이 부쩍 는 모양을 보면 뿌듯하다. 이대로 100세까지 수영하자!

　보이지 않는 즐거움을 깨달아 갈 때 비로소 그 운동을 보게 된다. 많은 독자가 운동을 통해 건강을 되찾고 즐거움과 기적을 만나길 바란다.